改訂版

インプラント外科
動画で理解！ 基本手技と自家骨移植のポイント

堀内克啓　著

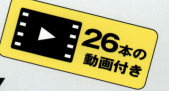

Implant Surgery
High Points of Basic Techniques and Autogenous Bone Graft

Katsuhiro Horiuchi

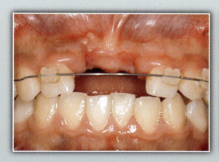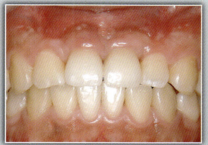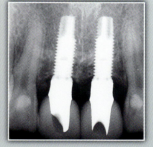
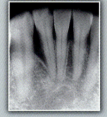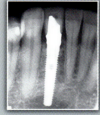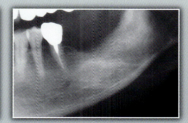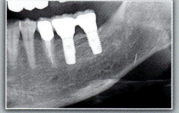

クインテッセンス出版株式会社　2024

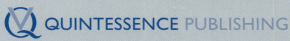

Berlin | Chicago | Tokyo
Barcelona | London | Milan | Paris | Prague | Seoul | Warsaw
Beijing | Istanbul | Sao Paulo | Zagreb

クインテッセンス出版の書籍・雑誌は，
弊社Webサイトにてご購入いただけます．

PC・スマートフォンからのアクセスは…

| 歯学書 | 検索 |

弊社Webサイトはこちら

序文

　昨今，インプラント治療の普及にともない，トラブル症例が増加し，医療訴訟の事例も少なくない．インプラント治療を成功させるには，

①インプラントの生体親和性

②インプラントの形状

③インプラントの表面性状

④宿主の状態(全身的，局所的)

⑤外科手技

⑥荷重のコントロール

の6つの因子が関与していると考えられている．①・②・③は使用するインプラントの選択の重要性を，④・⑤は骨造成を含めた外科手技の重要性を，そして⑥は補綴およびメインテナンスの重要性を示している．とくに，外科処置に対する知識不足と手技の不慣れ，そして間違った術式がトラブルの原因となっている．

　本著では，インプラント治療を失敗しないために，インプラント外科の基本手技である切開・粘膜骨膜弁の剥離・インプラント埋入窩形成・インプラント埋入・縫合・アバットメント連結術をまず解説し，そして間違った術式が蔓延している骨欠損症例に対する骨造成術に関して，自家ブロック骨移植をもとに正しい術式と失敗しないためのポイントについて詳細に解説したい．

　2010年の初版を購読あるいは筆者のセミナーを受講していただいた先生から，骨造成における以前の失敗(間違った手技による創哆開など)がなくなったとの話を聞き，今後も正しい外科手技を普及させるために，改訂版では動画でよりわかりやすく解説をしたい．

2024年8月　　堀内克啓

目次

第1章 インプラント外科基本手技 ……………………………… 7

1 切開 ………………………………………………………… 8

flap surgery(動画1，2)／8

flapless surgery(動画3，4)／15

2 粘膜骨膜弁の剥離(動画5) ……………………………… 17

3 インプラント埋入窩形成 ………………………………… 19

理想的なインプラントポジション／19

骨への最小限の外科的侵襲かつインプラントの良好な初期固定／23

4 インプラント埋入(動画6) ……………………………… 26

5 縫合(動画7) ……………………………………………… 31

6 アバットメント連結術 …………………………………… 34

punch - out 法／34

half punch - out 法(動画8)／35

歯間乳頭再建法(動画9)／35

単純縫合法／36

第2章 骨造成術のポイント ……………………………………… 37

1 はじめに …………………………………………………… 38

2 術前の検査・診断 ………………………………………… 40

3 適正な術前・術後の抗生剤投与 ………………………… 43

予防投与／43

歯性感染症における抗菌薬投与／46

4 適正な flap デザインと愛護的な flap 剥離 ································ 48

5 減張切開 ··· 50

縦切開の基底部間に骨膜に 1 本の切開（動画10）／52

1 本の骨膜切開のみでは減張切開が不十分な場合の対処（動画11）／57

6 移植床の適正な準備 ·· 63

骨面の掻爬と隣接歯のルートプレーニング（動画12）／63

perforator の形成／66

7 移植骨と母床骨との良好な適合（動画13）····························· 67

8 ブロック骨の強固な固定（動画14）································· 69

9 母床骨とブロック骨との間隙を粉砕骨にて填塞（動画15）·············· 71

10 創哆開を生じない縫合（動画16）································· 74

11 治癒期間中の骨移植部の免荷 ·· 76

12 術後 ··· 80

第**3**章 骨採取 ·· 81

1 はじめに ··· 82

2 下顎枝部からの骨採取 ··· 85

切開（動画17）／85

剥離と術野確保／86

骨切り線（動画18）／87

骨ノミによる骨切り（動画19）／89

トレフィンバーによる骨採取（動画20）／90

下顎枝部からの骨採取後の処置／92

3 オトガイ部からの骨採取 ……………………………………… 95

切開（動画21）／95

剥離（動画21）／95

骨切り線（動画22）／96

骨ノミによる骨切り（動画23）／97

オトガイ部からの骨採取後の処置／98

第4章 veneer graft と onlay graft …………………… 101

1 veneer graft …………………………………………………… 102

上顎前歯部1歯欠損（動画24）／104

上顎前歯部2歯欠損／109

下顎臼歯部2歯欠損／115

2 onlay graft …………………………………………………… 120

上顎前歯部垂直的骨造成（動画25, 26）／122

下顎前歯部垂直的骨造成／134

下顎臼歯部垂直的骨造成／138

参考文献／156
索引／158

第1章

インプラント外科基本手技

1 切開

2 粘膜骨膜弁の剥離

3 インプラント埋入窩形成

4 インプラント埋入

5 縫合

6 アバットメント連結術

1 切開

インプラント埋入に際しては，切開・剥離を行う flap surgery と，抜歯即時埋入や切開・剥離を行わない flapless surgery の 2 つに大別される．

▶ flap surgery

水平切開

　骨造成を行わなければ，歯槽頂のどの部位に切開を加えてもよいが，骨造成を行う場合は角化粘膜の範囲内で歯槽頂よりも唇（頬）側を切開すべきである[1]（図1）．欠損歯槽頂部のどの部位に水平切開を加えるかは成功の大きな鍵であるが，大半の先生は間違った部位：口蓋（舌）側に切開を加えていることが失敗の大きな原因の 1 つである．口蓋（舌）側切開はインプラント埋入のみの場合では，唇（頬）側 flap のみを把持すればよいので重宝する切開であるが，骨造成を行う場合は最悪な切開である（その理由などは第 2 章 骨造成術のポイントの p48 で詳細に解説している）．

　骨膜も同時に切開するので，無歯顎は #15 メスを，有歯顎は #15c メス（#15 より小さいので歯肉溝切開が行いやすい）を，刃の先端ではなく，湾曲部を骨に当てるようにし，決して #11 は用いるべきではない（表1，図2）．

　切開の際は，メスの刃をつねに骨面に接触させた状態でメスを動かすべきである．鋸で木を切るように押したり引いたりする（sawing motion）先生が多いが，これでは切れる所と切れない所ができてしまい，剥離の際に粘膜が挫滅する危険性があるので，よくない切開法である（図3）．また，歯肉溝切開の際は，歯槽骨頂にメスを入れ，決して歯にメスを当ててはいけない（図4，5）．

■ 歯槽頂水平切開

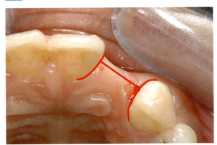

図1-1　歯槽頂より唇側での水平切開．骨造成の際にはこの切開でないと創哆開の確率が高くなる．

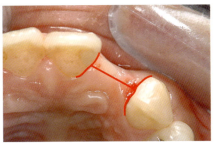

図1-2　歯槽頂中央での水平切開．

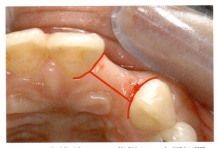

図1-3　歯槽頂より口蓋側での水平切開．唇側 flap のみを把持すればよいので，骨造成をともなわないインプラント埋入の際には重宝する切開線であるが，骨造成を行う場合は最悪な切開である（その理由等は第 2 章 骨造成術のポイントの p48）．

第1章 インプラント外科基本手技

表1 切開のポイント.

- 有歯顎には #15c を使用する
- 無歯顎には #15 を使用する
- 粘膜面および骨面に直角に切開する
- 骨面とメスをつねに接触させ，切開する（鋸を用いるようにメスを動かさない：sawing motion はだめ）
- 歯にメスを当ててはいけない

■ メスの種類

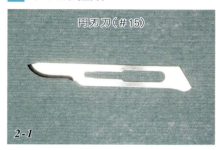
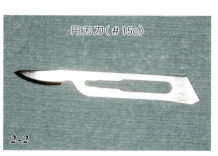
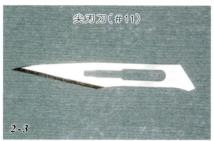
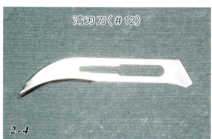

図 2-1〜4　メスには円刃刀（#15, #15c），尖刃刀（#11），湾刃刀（#12）があるが，粘膜骨膜切開には円刃刀（#15：無歯顎，#15c：有歯顎）を用いる．尖刃刀は粘膜切開用であり，湾刃刀は歯肉溝切開の遠心部に用いられる先生もいるが，筆者は粘膜骨膜切開にこれらを用いない．

■ メスの使い方

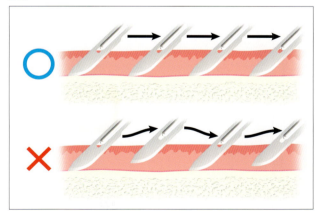

図3　メスの刃をつねに骨面に接触させた状態でメスを動かす（上）．鋸で木を切るように押したり引いたりする（sawing motion）のは，切れると所と切れない所ができるのでよくない（下）．

■ 歯肉溝切開のポイント

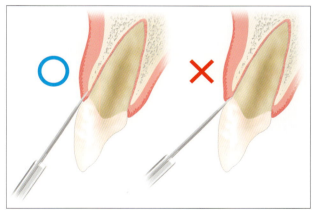

図4　歯肉溝は歯槽骨頂にメスを当てる（左）．歯にメスを当ててはいけない（右）．

■ 歯肉溝切開と水平切開

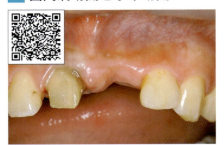
図5-1　骨移植症例の切開前.

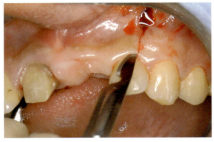
図5-2　左側縦切開の後，唇側遠心1/3部より歯肉溝切開を開始．#15cのメスを用いると歯肉溝切開が行いやすい．歯槽骨頂にメスを当て，決して歯にメスを当ててはいけない．

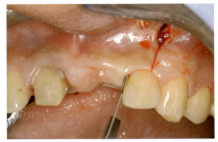
図5-3　歯肉溝切開を近心部・隣接部に進め，口蓋側近心1/3部で終わる．

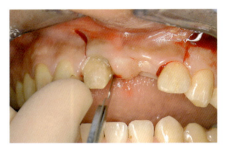
図5-4　右側縦切開の後，口蓋側近心1/3部より歯肉溝切開を開始．

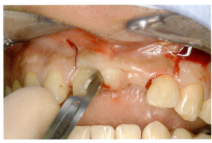
図5-5　歯肉溝切開を隣接部・近心部に進め，唇側遠心部で終わる．

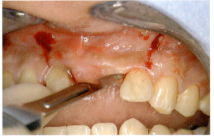
図5-6　左側より歯槽頂水平切開を開始．骨移植症例なので，歯槽頂より唇側に切開を加えている．

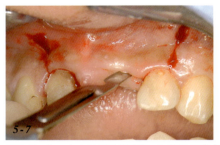
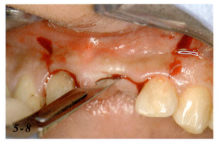
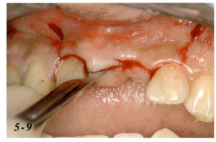
図5-7～9　メスの刃を粘膜および骨に直角に，そしてつねに骨面に接触させた状態でメスを動かす．押すより引くほうが正確に切開できる．

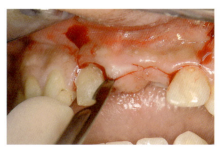
図5-10　切開の最後はメスを直角に立てて，切り残しをしないように．

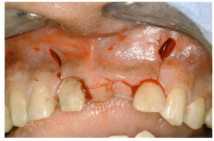
図5-11　縦切開・歯肉溝切開・歯槽頂水平切開が終了．

縦切開

　歯間乳頭を温存する縦切開[2]はうまく行えば結果は良好であるが，切開・剥離が難しく，初心者ではかえって歯間乳頭を損傷し，失敗する危険性が高いので，避けたほうが賢明である．しかし，熟練すれば歯間乳頭などの温存が可能である（図6，7）．また，骨造成の必要がない場合は，唇（頬）側の縦切開だけでなく，上顎では口蓋側に縦切開を加える方法もある[2]（U-shaped peninsula flap，図8）．

　初心者では，骨造成する必要がなければ，歯間乳頭を温存する縦切開ではなく，歯肉溝切開を推奨する（図1）．骨造成が必要な場合は，歯肉溝切開に加えて縦切開を行う．縦切開を入れる部位は，図9のように3通り考えられるが，隣接する歯の欠損部により遠い側から，flapの血行を考慮し，約15°の角度でフレアー状に口腔前庭最深部まで縦切開を加える（remote flap）[3]のが正解である（図9，10）．欠損部ギリギリで切開を加える先生も多いが，同部の歯肉退縮が生じやすいこと，骨造成部上で縫合することから感染しやすいことが懸念されるので，推奨できない．

歯間乳頭温存縦切開（1）

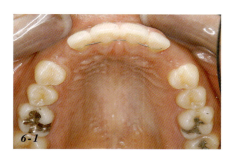

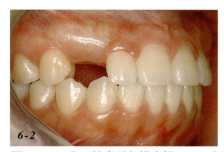
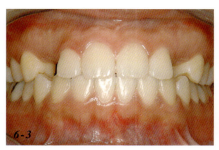
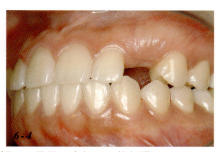

図6-1～4　先天性歯牙欠損症例では，水平的骨欠損をともなうことが多いが，本症例では骨量は良好で，軟組織はthick, flat biotypeであり，骨および軟組織の造成は不要である．

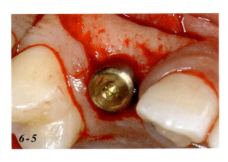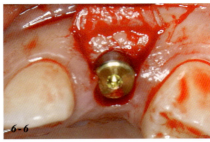

図6-5,6 歯間乳頭を温存し，インプラント埋入およびヒーリングアバットメント連結による one-staged technique.

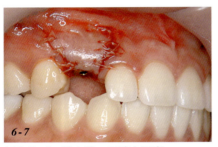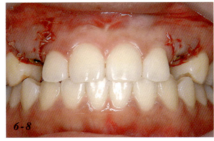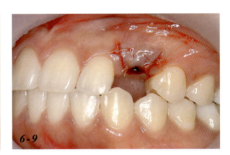

図6-7〜9 縫合後の口腔内写真.

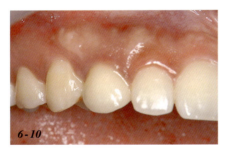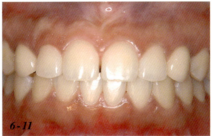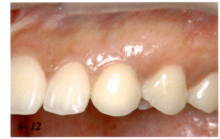

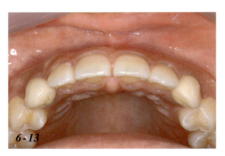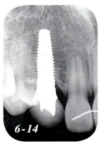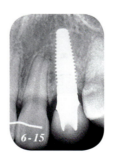

図6-10〜13 オールセラミッククラウン装着後の口腔内写真.
図6-14,15 オールセラミッククラウン装着後のデンタルエックス線写真.

歯間乳頭温存縦切開（2）

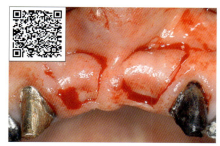

図7-1 両側側切歯の近心部と正中部に歯間乳頭様組織が存在する．

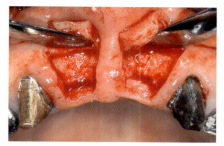

図7-2 これらの歯間乳頭様組織を温存できるように縦切開4本と歯槽頂水平切開にて2つのflapを作製する．

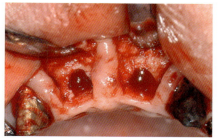

図7-3 インプラント埋入窩形成後．

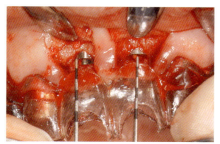

図7-4 インプラント埋入後．サージカルステントを用い，最終補綴装置の歯頸部ラインより3mm根尖側にインプラントを埋入．

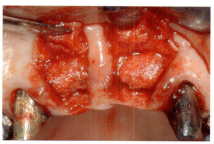

図7-5 インプラントの裂開部とカバースクリューが被覆できるようにsuction-trapped boneを移植．

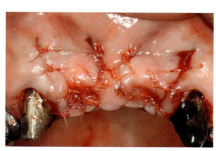

図7-6 減張切開した後に緊密に縫合．

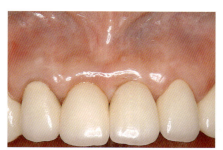

図7-7 最終補綴装置装着後．歯間乳頭様組織を温存することができ，審美的に良好な結果となった．

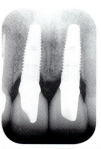

図7-8 最終補綴装置装着後のデンタルエックス線写真．

■ U-shaped peninsula flap

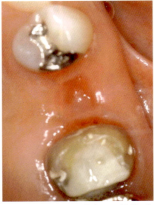
図8-1 骨量は良好で骨造成の必要はない．

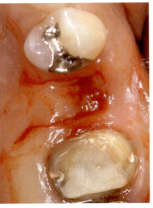
図8-2 口蓋側に基底部を有する U-shaped peninsula flap．

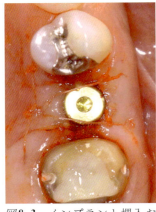
図8-3 インプラント埋入およびヒーリングアバットメント連結による one-staged technique で，術後の腫脹はない．

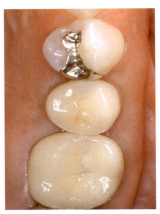
図8-4 オールセラミッククラウン装着後の口腔内写真．

■ 縦切開の正誤

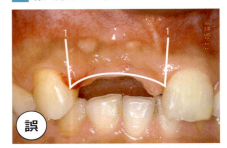
図9-1 骨造成部上で縫合することになり，感染のリスクが高くなる．また，歯肉退縮も起こしやすいので，賢明ではない．

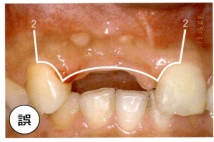
図9-2 歯肉退縮を起こしやすく，賢明ではない．

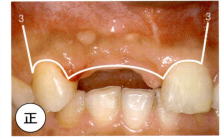
図9-3 他の2つのような問題点を生じず，骨造成には最適である．

■ remote flap

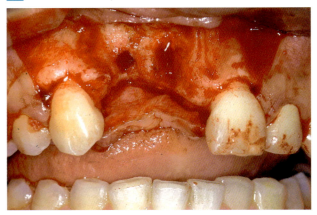

図10 骨造成を行う際の典型的な flap デザインは，①歯槽頂よりも唇側での水平切開と，②欠損部の隣接歯の欠損部から遠い側から，flap の血行を考慮して約15°のフレアー状に口腔前庭最深部移行部までを縦切開する remote flap となる．

▶ flapless surgery

　抜歯即時埋入ならば，切開・剥離の必要なしにインプラント埋入が可能である(図11)．難易度の高い術式なので，他書を参考にしていただきたい[4]．

　歯牙欠損部に骨欠損がなく，かつ角化粘膜が十分にある場合は，ティッシュパンチにて粘膜を円形に切開(punch-out)し，鋭匙にて円形の粘膜を除去する(図12)．その粘膜欠損部よりドリリングおよびインプラント埋入を行う[5]．

　欠損部に骨欠損はないが，角化粘膜が十分でない場合は，歯槽頂水平切開を加え，唇(頬)側の粘膜骨膜弁を剥離後，剥離子にて保護し，口蓋(舌)側粘膜のみをティッシュパンチにて半円形に切開し(half punch-out)，鋭匙にて半円形の粘膜を除去する．

■ 抜歯即時埋入

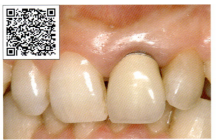
図11-1　歯根破折にて抜歯適応となるが，唇側歯槽骨に吸収はない．

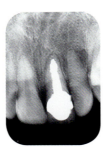
図11-2　初診時のデンタルエックス線写真．

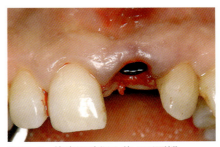
図11-3　抜歯即時埋入後の正面観．

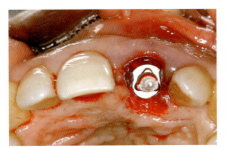
図11-4　抜歯即時埋入後の咬合面観．

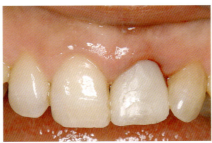
図11-5　暫間補綴装置を即日に装着．

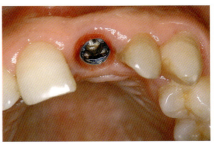
図11-6　チタンアバットメント連結前の咬合面観．

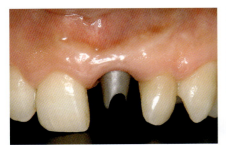
図11-7　チタンアバットメント連結後．

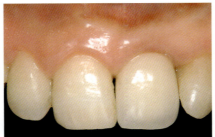
図11-8　最終補綴装置装着後の口腔内写真．

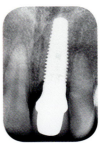
図11-9　最終補綴装置装着後のデンタルエックス線写真．

■ punch-out による flapless surgery

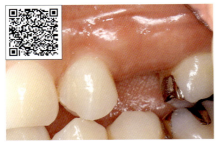
図12-1, 2 骨量および角化粘膜が良好な症例.

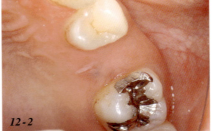

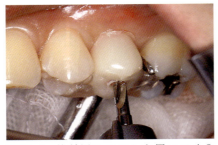
図12-3 術前のデンタルエックス線写真.

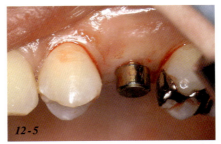
図12-4 外科用ステントを用いてφ2mmのドリルにて粘膜と骨を穿孔.

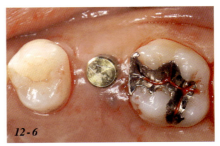
図12-5, 6 ティッシュパンチガイドを挿入.

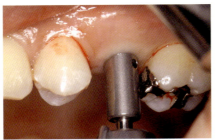

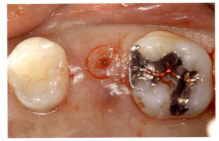
図12-7 ティッシュパンチにて粘膜を切開.

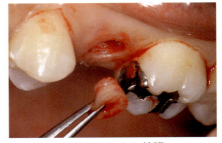
図12-8 円形に切開された粘膜.

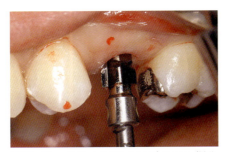
図12-9 punch-out された粘膜.

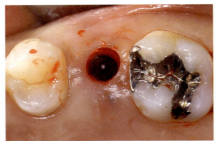
図12-10 ドリルにてインプラント埋入窩形成.

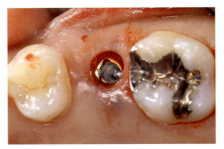
図12-11 形成されたインプラント埋入窩.

図12-12 インプラント埋入後.

2 粘膜骨膜弁の剥離

　骨面を剥離子で直角にガリガリと音がなるように擦った結果として粘膜骨膜弁が剥離できるというイメージをもつことが，粘膜骨膜弁剥離のポイントである(表2，図13)．剥離しようというイメージで行ってしまうと，骨膜上や筋肉内を挫滅させ，骨面に軟組織が残ってしまうことになる．骨面を直角に擦るためには，湾曲した剥離子を図14-1のような向きに用いるべきであり，図14-2のように逆の向きにすべきではない．しかし，多くの先生が後者の向きで剥離子を用いているのが現状である．剥離に時間がかかったり，骨面に軟組織が付着したりする原因はここにある．軟組織を鋭匙で除去したいときには，必ず図14-1のような向きに用いており，決して図14-2のように用いる先生はいないはずである．つまり，剥離も同じ理屈である．また，剥離しようというイメージが強いと図14-3のように剥離子を骨面に45°の角度で用いてしまい，結果的には図14-2と同様になるため，推奨できない．そして，骨面は平らではないので，骨面につねに直角に剥離子が接触するように湾曲の向きを考慮すべきである(図14-4,5)．

　学生時代に剥離の際は，大きな鉤の付いたピンセット(マッカンドー型)で粘膜骨膜弁を把持するように教えられ，それを実践している先生が大半と思うが，この操作はパンチで粘膜に穴を開けるようなものであり，薄い歯肉粘膜ではかなり挫滅することになるので推奨できない．したがって，粘膜骨膜弁を把持せずに，2本の剥離子を用いて，片方で剥離した部位を押さえ，もう片方でさらに剥離を行うという操作を繰り返すことにより，粘膜骨膜弁に損傷を与えず，かつ迅速な剥離が可能になる(図15)．

表2 粘膜骨膜弁剥離のポイント．

- 粘膜骨膜弁を剥離しようとしてはいけない
- 骨面を剥離子で直角擦った結果として粘膜骨膜弁が剥離できる
- ピンセットで粘膜骨膜弁を把持せず，2本の剥離子を用いることで，粘膜骨膜弁に損傷を与えず，かつ迅速な剥離が可能になる

■ 剥離子

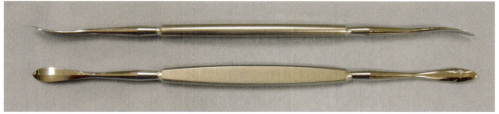

図13 剥離子でつねに骨面を直角に擦るためには，直線的な剥離子ではなく，湾曲のある剥離子のほうが適している．尖った先端部を用いると，剥離子が粘膜上を滑った場合に粘膜が裂けるなどの損傷が生じるので，尖っていない先端部を用いるべきである．

剥離子の使い方

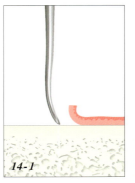
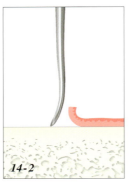
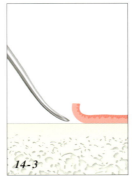

図14-1 剥離子の湾曲凹部を剥離方向に向け，骨面を直角に擦るのが剥離のポイント．
図14-2 骨面を直角に擦すったとしても，剥離子の湾曲凸部を剥離方向に向けると，骨膜や筋肉が骨面に残りやすいので，適切な剥離方法ではない．
図14-3 剥離しようするとイメージが強いと，剥離子を骨面に45°の角度で用いるので，骨膜上や筋肉内を挫滅させ，骨面に軟組織が残ってしまう．

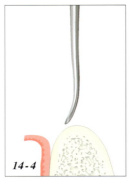
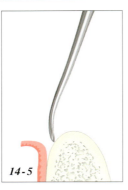

図14-4,5 骨面はつねに平らではないので，骨面につねに直角に剥離子が接触するように，歯槽頂付近は*図14-4*のように，そして根尖側では*図14-5*のように剥離子と湾曲の向きを考慮すべきである．

2本の剥離子の使い方

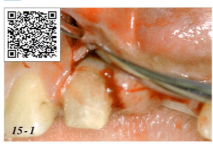
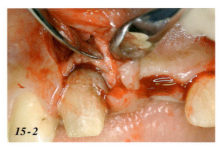
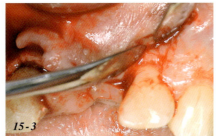

図15-1〜3 粘膜骨膜弁を把持せずに，2本の剥離子を用いて，片方で剥離した部位は押さえ，もう片方でさらに剥離を行う操作を繰り返すことにより，粘膜骨膜弁に損傷を与えず，かつ迅速な剥離が可能になる．*図15-1* まず右側縦切開の歯頸部から口腔前庭部に向かって剥離．*図15-2* つぎに歯頸部周囲から水平切開部の剥離．*図15-3* 左側縦切開の歯頸部から口腔前庭部に向かって剥離．

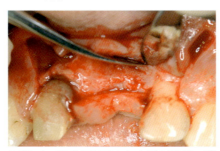
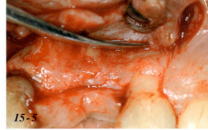
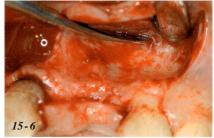

図15-4 歯頸部周囲から水平切開部の剥離．
図15-5,6 欠損部の歯槽頂部から口腔前庭までの剥離．

3 インプラント埋入窩形成

インプラント埋入窩形成においては，①理想的なインプラントポジション ②骨への最小限の外科的侵襲かつインプラントの良好な初期固定 を考慮しなければならない（表3）．

表3 インプラント埋入窩形成のポイント．
- 理想的なインプラントポジション
- 骨への最小限の外科的侵襲かつインプラントの良好な初期固定

▶ 理想的なインプラントポジション

垂直的ポジション（図16）

生物学的幅径（biological width）[6,7]とマイクロギャップ[8,9]を考慮し，インプラントは最終補綴装置の歯頸ライン（Free Gingival Margin：FGM〔遊離歯肉縁〕と同じ）より3mm根尖側に埋入するのが理想と考えられている．したがって，審美的修復が要求される症例で，骨欠損がある場合は，垂直的骨造成を行い，理想的なインプラントポジションを確保する必要がある[10～17]．

■ 理想的な垂直的インプラントポジション

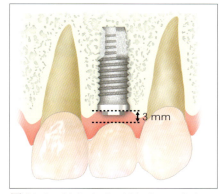

図 **16-1** biological widthとマイクロギャップを考慮し，インプラントは最終補綴装置の歯頸ラインより3mm根尖側に埋入するのが理想と考えられている．

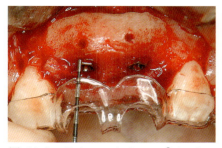

図 **16-2** Brånemark System® implant（external connection）の埋入時にプローブにてインプラントポジションの確認（最終補綴装置の歯頸ラインより3mm根尖側）．

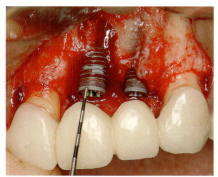

図 **16-3** NobelReplace® Tapered implant（internal connection）の埋入時にプローブにてインプラントポジションの確認（最終補綴装置の歯頸ラインより3mm根尖側）．

唇(頬)・口蓋(舌)的ポジション

理想的には最終補綴装置歯頸部の中央であり[18]，唇(頬)側に骨欠損がある場合は，骨造成が必要である[1,19](図17)．しかし，骨造成を回避したい場合には，ドリリングのスタートポイントを口蓋(舌)側にし，唇(頬)側に傾斜するようにドリリングする．

理想的な唇舌的インプラントポジション

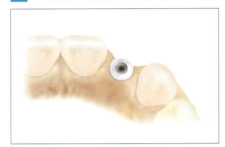

図17-1　理想的には最終補綴装置歯頸部の中央．

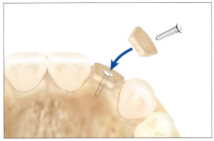

図17-2　唇(頬)側に骨欠損がある場合は，骨造成が必要である．

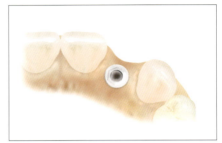

図17-3　骨造成を回避したい場合には，ドリリングのスタートポイントを口蓋(舌)側にし，唇(頬)側に傾斜するようにドリリングする(妥協的埋入)．

インプラントと天然歯の距離

歯間乳頭の再建を可能にするには，インプラントと天然歯の距離を1.5～2.0mmとすべきである[20,21](図18)．これよりも狭ければ間の骨吸収が，そして広ければ black triangle が問題となる．

理想的な近遠心的インプラントポジション

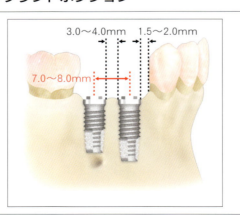

図18　歯間乳頭の再建を考慮すると，インプラントと天然歯の距離は1.5～2.0mm，そして隣接するインプラント間距離は3～4mmとなる．

第1章 インプラント外科基本手技

インプラント間距離（*図19*）

インプラントが隣接する場合で，歯間乳頭の再建を可能にするにはインプラント間距離が 3 〜 4 mm でなければならない[22,23]．これよりも狭ければ，間の骨吸収が生じる．したがって，直径約 4 mm のインプラント同士間は 7 〜 8 mm，直径約 4 mm と直径約 5 mm のインプラント間は 8 〜 9 mm，直径約 5 mm のインプラント同士間は 9 〜 10mm を標準の間隔とすべきである（*図19, 20*）．もし，インプラント間距離が 3 mm 未満であるなら，インプラント直径を小さくするか，3 本以上欠損の場合はブリッジタイプにすべきである．

標準的なインプラント間距離

RP-RP ： 7 〜 8 mm
RP-WP ： 8 〜 9 mm
WP-WP ： 9 〜 10mm

RP ： 4 mm(diameter)
WP ： 5 mm

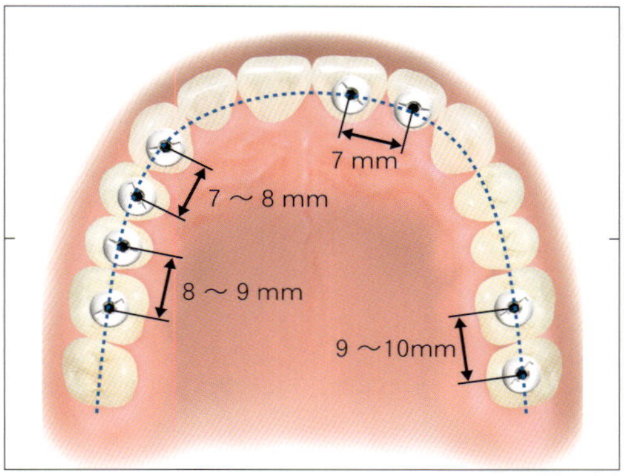

7 mm
7 〜 8 mm
8 〜 9 mm
9 〜10mm

図19 RP インプラント同士間は 7 〜 8 mm，RP と WP のインプラント間は 8 〜 9 mm，WP インプラント同士間は 9 〜 10mm を標準の間隔とすべきである (RP：Regular Platform：直径約 4 mm，WP：Wide Platform：直径約 5 mm).

標準的なインプラント間距離の無歯顎症例

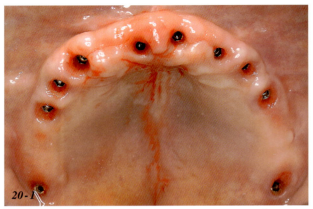
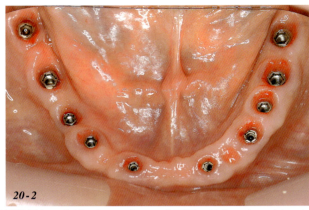

図20-1, 2　上下顎無歯顎症例にメタルセラミックブリッジの最終補綴装置を3分割できるように，上下顎に10本のインプラントを標準的なインプラント間距離で埋入している．

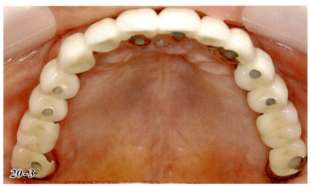
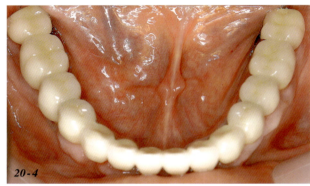

図20-3, 4　上下顎に3分割した最終補綴装置を装着した状態（咬合面観）．上顎はスクリュー固定で，下顎はセメント仮着．

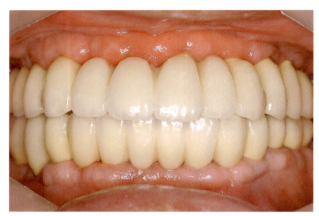
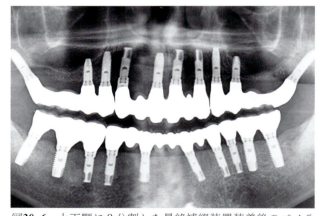

図20-5　上下顎に3分割した最終補綴装置を装着した状態（正面観）．上下無歯顎症例であるが，本来の歯の位置．歯軸方向にインプラントを埋入しているので，審美的に良好な結果となった．

図20-6　上下顎に3分割した最終補綴装置装着後のパノラマエックス線写真．上顎臼歯部が骨量不足だったが，上顎洞底挙上術を避け，かつ第二大臼歯部までの補綴を可能にする pterygomaxillary implant を用いている．

骨への最小限の外科的侵襲かつインプラントの良好な初期固定

　ドリルやオステオトームにて骨質に応じたインプラント埋入窩形成を行う際には，骨への外科的侵襲を最小限にすること，そしてインプラントの初期固定を良好にすることをつねに考えなければならない．そのためには，まず骨をドリリングして骨質の最終的評価を行う必要があり，皮質骨の厚みと骨質，そして海綿骨の骨質およびその均一性もしくは不均一性なのかが判断できるように，骨切削できる最低速でのドリリングを行うことが重要である(表4)．

　骨質が良好な症例(骨質type Ⅰ)において，高い埋入トルク値(60Ncm以上)で埋入した場合は，初期固定は良好であるにもかかわらず，骨へのovercompression[24,25]にてインプラントと接触している骨表面が壊死を起こし，オッセオインテグレーションが獲得できなくなる．したがって，骨質がⅠ・Ⅱの場合は，overcompression防止のために適正なトルク値以内(40～50Ncm)で埋入できるように，ストレートインプラントを用い，必要であれば骨形成窩を広げたり，セルフタップタイプインプラントであってもタップを用いたりすることが重要である．また，ドリリング時に骨のオーバーヒートを防止するためには，生理食塩水にて十分にクーリングする必要がある．そして，ドリリングはディスポーザブルのドリルを用いて，骨が切削できる最低の回転数で行うことも，オーバーヒートを防止するために重要である．

　骨質がⅢあるいはⅣの場合は，ドリルやオステオトームによる骨形成窩をつねにunderpreparationとすること[24,26]，オステオトームにて海綿骨を緻密化すること[27](表5，図21)，そしてテーパードインプラントを用いることが，初期固定を良好にする秘訣である．上顎で骨質がⅢ・Ⅳの場合は，初期固定を向上させるために，上記の手技に加えて，鼻腔底や上顎洞底の皮質骨を利用してbicortical anchorage[28]を行うべきであり，これらの併用により即時荷重も可能となる[24](図22, 23)．

表4 ドリリングのポイント．

- 皮質骨の厚みと骨質，そして海綿骨の骨質およびその均一性か不均一性なのかが判断できるように，骨切削できる最低速でのドリル操作を行う
- 骨質が柔らかい場合は，細めのバーで骨穴を形成する（オステオトームの併用も有用）
- 骨質が硬い場合は，太めのバーで骨穴を形成するか，セルフタップのインプラントでもタップを切り，かなり硬いときは，それらを併用する

表5 オステオトームの使い方．

- 上顎症例で骨質の軟らかい場合に，2mmのドリルで埋入窩形成した後，使用するインプラント形状に適したテーパードオステオトームを，細いものから順次用い，海綿骨を圧縮（condense）する
- とくに，上顎結節部へのインプラント埋入には有用である
- Socket lift にも用いる

■ オステオトームを併用した上顎結節部埋入症例

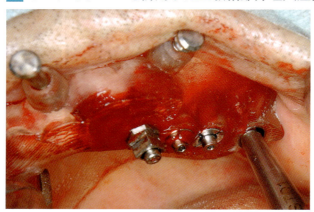

図21-1 上顎結節部にインプラントを埋入するためにNobelGuide Surgical Template を介してオステオトームを応用．

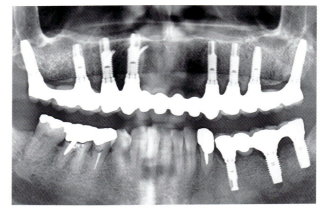

図21-2 両側に pterygomaxillary implant を用いて第二大臼歯部に posterior support が得られた最終補綴装置装着後のパノラマエックス線写真．

第 1 章　インプラント外科基本手技

bicortical anchorage

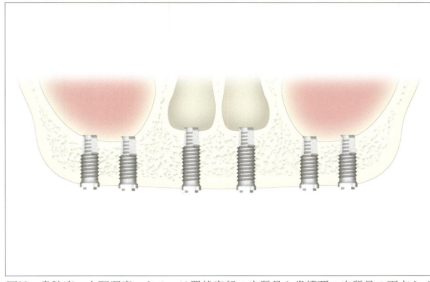

図22　鼻腔底，上顎洞底，あるいは翼状突起の皮質骨と歯槽頂の皮質骨の両方をインプラントで貫通することにより，初期固定に有効な bicortical anchorage が得られる．

bicortical anchorage を応用した上顎無歯顎症例

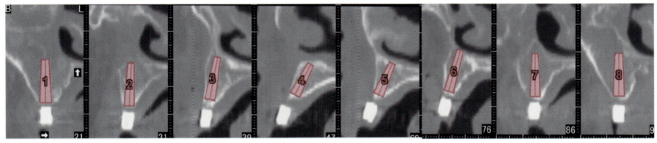

図23-1　骨粗鬆症をともなう上顎無歯顎症例で両側犬歯・第一小臼歯部に bicortical anchorage を応用可能な CT 像．

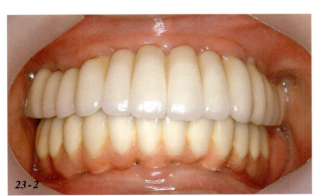
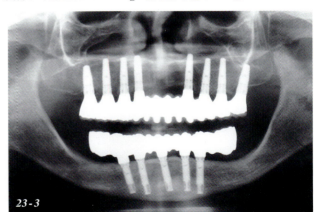

図23-2, 3　即時荷重を行い，最終補綴装置装着後．

25

4 インプラント埋入

前述のように骨質に合ったインプラント埋入窩形成を行い，骨質に合った形状のインプラントを選択することが重要である[24, 28]（図24）.

インプラント埋入に際して，骨への overcompression の防止とインプラントの初期固定の向上のために，up-and-down technique を推奨する[24]. up-and-down technique とは，20Ncm あるいは 30Ncm でインプラントを埋入していて回転しなくなったとき，トルク値を上げても回転しない場合に，一旦逆回転で 1～2 mm ほど戻した後（up），もう一度正回転するとより深くインプラントが埋入できる（down）術式で，これを繰り返すことにより所定深度に埋入することができる（図25）. もしも埋入トルク値が50Ncm で，所定埋入深度に達しないときは，一旦インプラントを撤去し，インプラント埋入窩をドリリングで拡げるか，タップを切って，再度 up-and-down technique で埋入するとよい.

up-and-down technique の効果は，
①骨質が軟らかい場合は，テーパードインプラントでこの操作を繰り返すことにより，軟らかい海綿骨が徐々に圧縮（condense）され，初期固定が向上する
②骨質が硬い場合でも，ストレートインプラントでこの操作を繰り返し行い，50Ncm 以内のトルク値で埋入すれば，骨への損傷は問題ない（太めの埋入窩形成，またはタップも併用）
である（表6）.

インプラント埋入に際して注意しなければならないもう 1 点は，通常直径 4 mm のインプラントを埋入する場合には直径 3 mm の埋入窩を形成するので，埋入窩が理想の角度で形成されたとしても，埋入窩周囲の骨質と骨量が均一でない場合には，骨質が軟らかい方向，あるいは骨量が少ない方向へ傾斜してしまうことである（図26）. したがって，このような場合は，傾斜が生じないように骨質が硬い側，あるいは骨量が多い側に多めにドリリングしておくことが重要である.

NobelGuide[29]のような guided surgery を行うと上記のようなことは防止でき，正確な角度で埋入が可能となる（図27）. しかし，NobelGuide System® の原法は，
① flap surgery には使用不可能
②インプラントマウントとガイディッドスリーブ間の摩擦抵抗による実際の埋入トルク値低下
が問題である（表7）. 前者に対しては，NobelGuide System® の変法[29]を用いることにより，flap surgery にて角化粘膜の保存や歯槽骨造成も可能となる（表8，図28）. 後者に対しては，サージカルテンプレートの所定の位置の0.5～2.0mm 手前でインプラント埋入を終え，サージカルテンプレートを外してから，埋入トルク値を確認しつつ，予定の埋入深度になるように最終的な埋入を行うとよい（表9，図29）. とくに，即時荷重の際は注意が必要である（図27）.

第1章 インプラント外科基本手技

■ 骨質・骨量によるインプラントの選択

1）質
bone quality 1 ── SI
bone quality 2 ── mTI
bone quality 3 ──
bone quality 4 ── TI

Quality : 1　2　3　4
Classification by Lekholm and Zarb[31]

SI　：straight implant
mTI：mild tapered implant
TI　：tapepered implant

2）骨量
　ⅰ）骨幅
　　　narrow ridge → TI
　ⅱ）骨高径
　　　長径のバリエーションが多いインプラント

図24 骨への最小限の外科的侵襲かつインプラントの良好な初期固定を実現するには，骨質に合ったインプラント埋入窩形成に加えて，骨質に合った形状のインプラント選択が重要である．また，骨量によってもインプラント選択を考慮すべきであることから，ストレートインプラントとテーパードインプラントの2種類を準備するのが賢明である．

■ インプラント埋入操作のポイント

up-and-down technique

　20Ncm あるいは30Ncm でインプラント埋入していて回転しなくなったとき，トルク値を上げても回転しない場合は，一旦逆回転で1〜2mm ほど戻した後，正回転するとより深くインプラントが埋入できる．それを繰り返し up-and-down しながら埋入トルク値を上げて，所定の深度に埋入する．

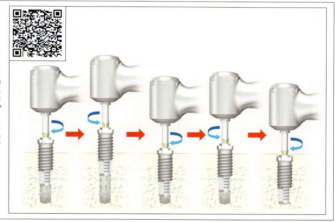

図25 インプラント埋入に際して，軟らかい海綿骨の圧縮効果と硬い骨への overcompression の防止，そしてインプラントの初期固定の向上のために，up-and-down technique を推奨する．

表6　up-and-down technique の効用．

- 骨質が軟らかい場合は，テーパードインプラントでこの操作を繰り返すことにより，軟らかい海綿骨が徐々に圧縮（condense）され，初期固定が向上する
- 骨質が硬い場合でも，ストレートインプラントでこの操作を繰り返し行い，50Ncm 以内のトルク値で埋入すれば，骨への損傷は問題ない（太めの埋入窩形成，またはタップも併用）

■ 埋入時のインプラントの傾斜

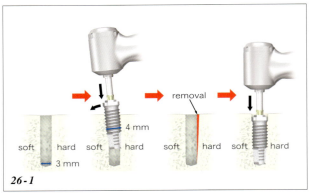
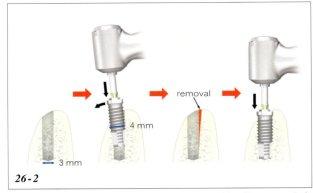

図26-1, 2　埋入窩周囲の骨質と骨量が均一でない場合には，埋入窩が理想の角度で形成されたとしても，骨質が軟らかい方向あるいは骨量が少ない方向へ傾斜することがあるので，傾斜が生じないように骨質が硬い側，あるいは骨量が多い側に多めにドリリングしておくことが重要である．

■ NobelGuide System® の原法

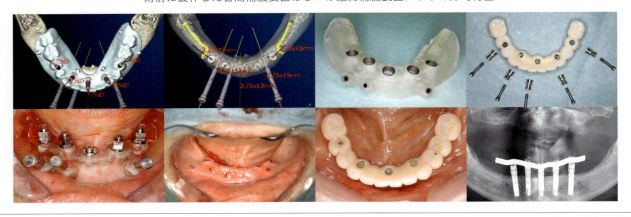

図27　コンピュータシミュレーションによる guided surgery が行える NobelGuide System® の原法は，顎堤の良好な症例に対する flapless surgery による即時荷重に有用である．

表7　NobelGuide System® の原法の問題点．

- flap surgery には使用不可能
- guided sleeve と implant mount 間の摩擦抵抗による実際の埋入トルク値低下

表8　flap surgery のための NobelGuide System® の変法の利点．

- 角化粘膜の温存
- 歯槽骨造成
  （bone graft or/and sinus lift）

補綴主導型インプラント治療
審美的インプラント治療

第1章 インプラント外科基本手技

■ NobelGuide System® の変法

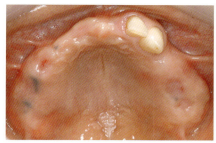

図28-1 術前の口腔内写真で，左側の顎堤は良好であるが，4̲ 3̲部に水平的骨欠損がある．

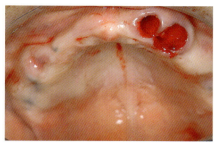

図28-2 |2 3を抜歯．

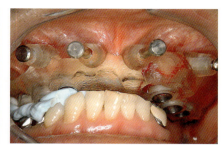

図28-3 NobelGuide Surgical Template を4本のアンカーピンにて上顎骨に固定．

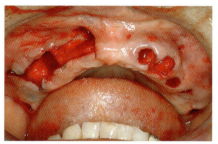

図28-4 7̲|4 5 7 部は flapless surgery のために粘膜を punch-out し，5 4 3̲|部は flap surgery のために粘膜骨膜弁を作製．

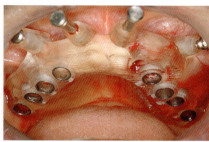

図28-5 4本のアンカーピンにて NobelGuide Surgical Template を上顎骨に再固定．

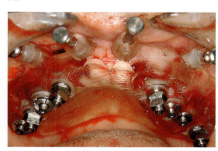

図28-6 インプラント埋入終了時．

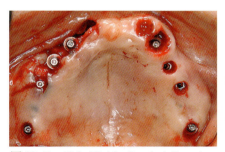

図28-7 NobelGuide Surgical Template を撤去後，アバットメント装着．

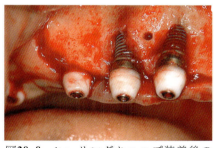

図28-8 ヒーリングキャップ装着後の4̲ 3̲|骨欠損部．

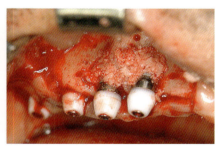

図28-9 インプラント露出部に粉砕骨を填入．

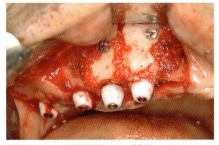

図28-10 下顎枝部から採取した2つのブロック骨をマイクロスクリューにて固定後，母床骨とブロック骨との間隙を粉砕骨にて填塞．

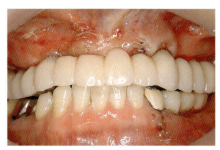

図28-11 即日に暫間補綴装置装着後．

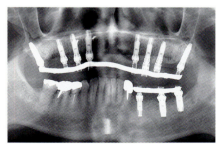

図28-12 暫間補綴装置装着後のパノラマエックス線写真．

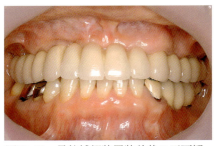
図28-13 最終補綴装置装着後の正面観.

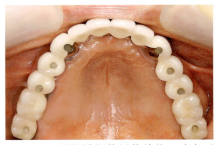
図28-14 最終補綴装置装着後の咬合面観.

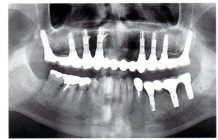
図28-15 最終補綴装置装着後のパノラマエックス線写真.

表9 NobelGuide System® による実際の埋入トルク値低下.

骨質	NGST 使用時の埋入トルク値	実際の埋入トルク値
Quality 1	Stuck at 50 Ncm	40-50 Ncm
Quality 2	Stuck at 50 Ncm	35-45 Ncm
Quality 3・4	Stuck at 50 Ncm	25-35 Ncm

■ 埋入トルク値低下の防止法

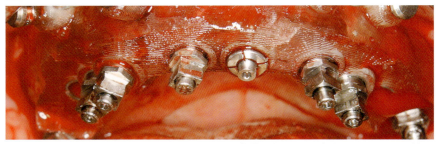
図29-1 implant mount と guided sleeve 間の摩擦抵抗による実際の埋入トルク値低下を考慮して，サージカルテンプレートの所定の位置より0.5〜2.0mm 手前（Quality 1 の骨は0.5mm，Quality 2 の骨は1mm，Quality 3〜4 の骨は2 mm）で埋入を終える．

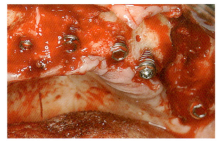
図29-2 サージカルテンプレート撤去後の埋入インプラント．

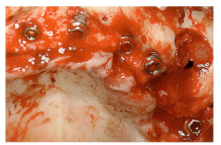
図29-3 実際の埋入トルク値を確認しながら，予定の埋入深度になるように最終的な埋入を行うとよい．

5 縫合

　縫合の際には，まず flap の raw surface 同士が接触（raw-to-raw）するように配慮すべきであり，粘膜の厚みが 3 mm 以上ある部位（上顎大臼歯部など）では単純縫合の端々縫合（end-to-end）でも問題ない（図30-1）．しかし，粘膜が 3 mm 未満の場合，単純縫合のみでは，raw-to-epi（epithelium，図30-2）や epi-to-epi（図30-3）となりやすいので，確実に raw-to-raw（図30-4）にするために水平切開の key suture 部（隣接歯部とその真ん中，欠損の近遠心径が長い場合は 8 mm 間隔で）に水平マットレス縫合を行い，そのあとに 3 mm 間隔で切開全体に単純縫合を行う（図31, 32）．マットレス縫合の場合は，薄い粘膜でも確実に raw-to-raw の縫合ができるように，垂直マットレス縫合ではなく，水平マットレス縫合を行うべきである．

　縦切開部は 3 mm 間隔で単純縫合を行う．縫合の際には，きつく締めつけると，flap の辺縁部が壊死し，縫合糸が外れて，創哆開が生じるので，締めすぎないことが重要である．

　縫合糸は，プラークが付着しにくく，また抜糸時に取り残しても生体内で吸収することから，5-0Vicryl® を用いている．ナイロン糸でもよいが，絹糸はプラークが付着しやすく，また抜糸時に取り残すと感染源となることから使用すべきではない．

■ 縫合のポイント

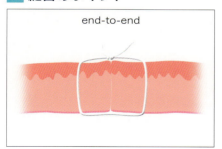

図30-1　粘膜の厚みが 3 mm 以上の場合は，単純縫合でも end-to-end suture（端々縫合）にて raw-to-raw が可能である．

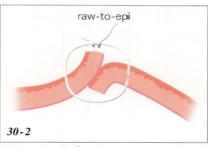

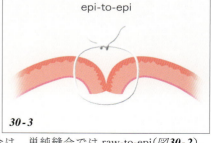

図30-2, 3　粘膜の厚みが 3 mm 未満の場合は，単純縫合では raw-to-epi（図30-2），あるいは epi-to-epi（図30-3）となりやすく，創哆開が生じることがある．

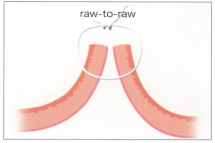

図30-4　粘膜の厚みが 3 mm 未満の場合でも，確実に raw-to-raw にするためには，key suture 部に水平マットレス縫合を行うべきである．

水平マットレス縫合と単純縫合

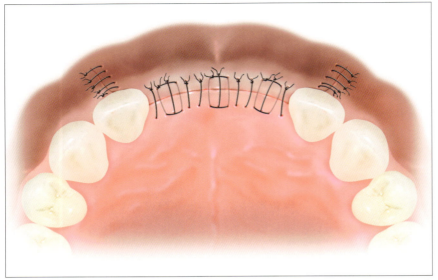

図31 確実に raw-to-raw にするために水平切開の key suture 部(隣接歯部とその真ん中,欠損の近遠心径が長い場合は 8 mm 間隔で)に水平マットレス縫合を,その後 3 mm 間隔で切開全体に単純縫合を行う.

水平マットレス縫合と単純縫合

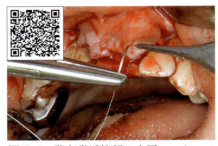

図32-1 残存歯近接部の水平マットレス縫合は,有鈎マイクロアドソンにて唇側粘膜骨膜弁を軽く把持し,マージンから 3 mm の部位に刺入する.

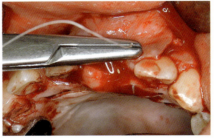

図32-2 口蓋側粘膜骨膜弁にもマージンから 3 mm の部位に刺入する.

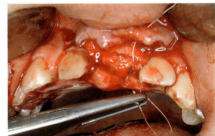

図32-3 縫合針を抜き,口蓋側粘膜骨膜弁の水平に 3 mm 離れた部位から刺入する.

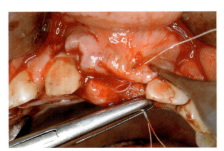

図32-4 唇側粘膜骨膜弁の前述の刺入から水平に 3 mm 離れた部位に刺入する.

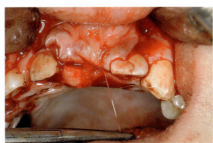

図32-5 flap 同士が接触するように縫合糸を結紮する.縫合糸は緩まないようにしっかりと締めなければならないが,flap をきつく締めつけてはいけない.

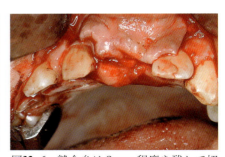

図32-6 縫合糸は 2 mm 程度を残して切る.

第1章 インプラント外科基本手技

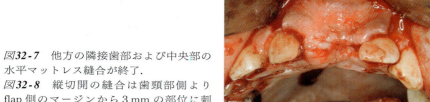
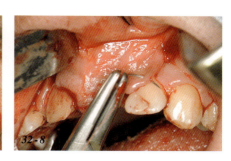

図32-7 他方の隣接歯部および中央部の水平マットレス縫合が終了.
図32-8 縦切開の縫合は歯頸部側よりflap側のマージンから3 mmの部位に刺入する.

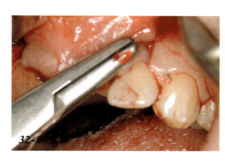
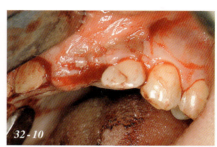

図32-9 flapでない側の骨膜下を通し,切開部より3 mmの部位に縫合糸を出す.
図32-10 縫合糸を結紮する.

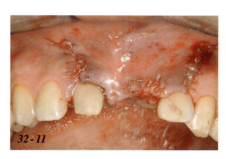
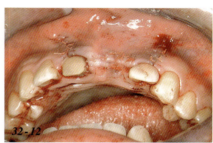

図32-11 縫合終了後の正面観.
図32-12 縫合終了後の咬合面観.

33

6 アバットメント連結術

▶ punch-out法

　骨量および角化粘膜が十分にある症例ではカバースクリュー上の粘膜に約5mmの切開を加えて剥離する．カバースクリュー上に骨がある場合は，カバースクリューミル（指用あるいはマシーン用）にて骨を削除する．カバースクリュー中央の凹みにティッシュパンチのガイドを挿入し，カバースクリュー上の粘膜を円形にパンチアウトする（図33）．もしも，アバットメントとインプラントの連結に際して骨が干渉するようであれば，ボーンミル（指用あるいはマシーン用）にて削除しなければならない．粘膜の厚みを計測し，臼歯部では約1mm粘膜から突出するようにヒーリングアバットメントを連結する．ヒーリングアバットメントが緩まないように，トルクレンチにて20Ncmで締めておく．前歯部では粘膜と同等の高さのヒーリングアバットメントを連結し，唇側粘膜のovergrowthを期待する．

■ punch-out法

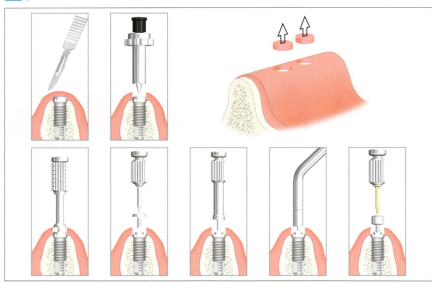

図33 ティッシュパンチにてカバースクリュー上の粘膜を円形にパンチアウトする．カバースクリュー上に骨がある場合はカバースクリューミルにて骨削除する．アバットメントとインプラントの連結に際して，骨が干渉するようであれば，ボーンミル（指用あるいはマシーン用）にて削除しなければならない．粘膜の厚みを計測し，ヒーリングアバットメントを連結する．

half punch-out法

　角化粘膜が十分でない場合は，歯槽頂水平切開を加え，唇（頬）側の粘膜骨膜弁を剥離し，剥離子にて保護し，口蓋（舌）側粘膜のみをティッシュパンチにて半円形にパンチアウトする（図34）．以降の術式はpunch-out法と同様である．

half punch-out法

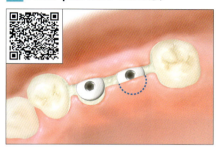

図34-1　唇（頬）側の粘膜骨膜弁を剥離後，剥離子にて保護し，口蓋（舌）側粘膜のみをティッシュパンチにて半円形にパンチアウトする．

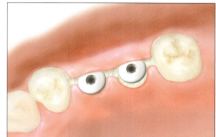

図34-2　順次同様の手技を行う．

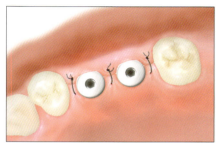

図34-3　天然歯とインプラントの間およびインプラント間に単純縫合を行う．

歯間乳頭再建法（図35）

　Palacciの方法として一般化しているが，歯間乳頭を温存する縦切開法よりも歯肉溝切開のほうが推奨できる．

歯間乳頭再建法

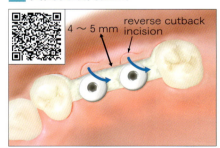

図35-1　唇（頬）側の粘膜骨膜弁を剥離し，半月状弁を形成する．唇（頬）側の角化粘膜が少ない場合には口蓋（舌）側の粘膜骨膜弁に半月状弁を形成する．

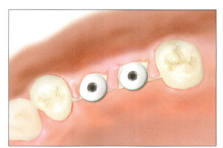

図35-2　半月状弁を歯間乳頭再建のために天然歯とインプラントの間およびインプラント間にローテーションする．

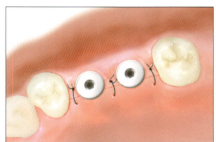

図35-3　半月状弁を固定できるように天然歯とインプラントの間およびインプラント間に単純縫合を行う．

単純縫合法

　臼歯部で角化粘膜が少なく，骨造成をしていない場合は，角化粘膜の中央部(歯槽頂になる場合が多い)の水平切開と歯肉溝切開を行う(図36)．粘膜骨膜弁の剥離後にヒーリングアバットメントを連結し，単純縫合のみを行う．粘膜が欠損して露出した骨面は二次治癒にて約2か月で粘膜再生が生じる．ブロック骨移植の際は，1年以内には露出骨面に粘膜再生が起こらないので，本法は適用できない．

■ 単純縫合法

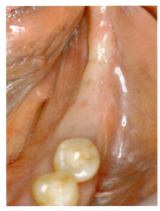 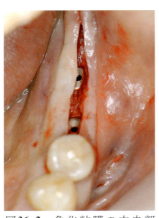 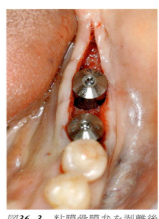 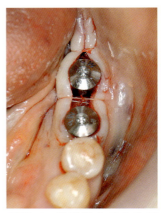

図36-1　角化粘膜が少なく，骨造成をしていない下顎大臼歯部欠損症例．

図36-2　角化粘膜の中央部の水平切開と歯肉溝切開を行う．

図36-3　粘膜骨膜弁を剥離後に，ヒーリングアバットメントを連結する．

図36-4　単純縫合のみを行う．

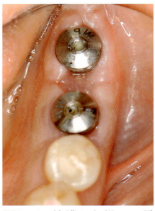 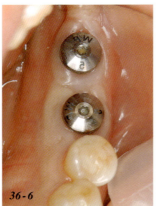 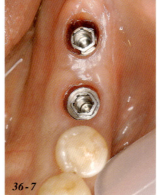

図36-5　粘膜が欠損して露出した骨面は二次治癒にて約1か月で粘膜再生しつつあるが，インプラント間に粘膜の陥凹がある．

図36-6〜8　アバットメント連結2か月後に粘膜は完全に再生した．

第2章

骨造成術のポイント

1 はじめに

2 術前の検査・診断

3 適正な術前・術後の抗菌薬投与

4 適正な flap デザインと愛護的な flap 剥離

5 減張切開

6 移植床の適正な準備

7 移植骨と母床骨との良好な適合

8 ブロック骨の強固な固定

9 母床骨とブロック骨との間隙を粉砕骨にて填塞

10 創哆開を生じない縫合

11 治癒期間中の骨移植部の免荷

12 術後

1 はじめに

インプラント治療における歯槽堤造成術には，自家骨移植[1,14~17,30,33~35]，GBR[36~39]，歯槽骨延長術[11~16,40,41]が用いられているが，それぞれの長所・欠点を考慮し(表1)，症例に最適な造成法を選択することが重要である．本著で紹介する自家ブロック骨移植は口腔外科や整形外科でもっとも古くから用いられ，予知性も高く，今もなお骨造成のgold standardと考えられている．自家ブロック骨移植は，vascularized bone graft(血管柄付骨移植)とnon-vascularized bone graft(あるいはfree bone graft：遊離骨移植)に大別される(表2)．血管柄付骨移植は顎骨再建[42~45]などに用いられ，骨への栄養血管吻合を行い，生きた骨の移植(living bone graft)となるので，移植骨の吸収がなく，また感染に抵抗性があり，移植床の条件には左右されない特徴がある(図1)．歯槽骨延長術は広義では，有茎血管柄付骨移植の範疇に入るため，骨造成の予知性は高い．

遊離骨移植[1,14,16,17,43]も骨造成の予知性はあるものの，血管柄付骨移植と比較すると，移植骨の吸収(腸骨海綿骨では約50%，下顎では10~20%)があり，感染に弱く，その予後は移植床の条件に左右される(図2)．骨移植にともないボリュームが増加した骨組織を創哆開せずに軟組織で完全に被覆すること，またそれによって口腔前庭が浅くなった対処としての口腔前庭形成術などの軟組織マネジメントが難しいことが欠点である．

GBRは理論的には予定量の骨造成(一般的に7mmまで)が期待できるといわれているものの，その後の骨吸収は約1.5mm[46]あり，感染抵抗性，予後の移植床依存性，そして軟組織マネジメントの困難性は遊離骨移植と同様である．また，GBRの成否は術者の腕にかなり左右されると思われる[39]．

通常のインプラント治療での自家骨移植は，遊離骨移植の範疇となるので，一般臨床医は遊離自家ブロック骨移植の長所・欠点・適応症，そして成功するための術式のポイント(表3)を理解することが重要である．また，GBRも広義では(粉砕)遊離骨移植である．自家骨移植の術式は骨造成の基本であり，GBRでも基本術式(切開・剥離・減張切開・骨面処理・縫合など)はまったく同じである．これらの基本術式を習得していないことにより，創哆開にともなうメンブレン露出などの失敗が起こっているようである．したがって，本著はGBRしか行わない先生にも，創哆開にともなう失敗を防止するために役に立つものと考える．上顎前歯部1歯欠損のveneer graft症例を例にとって解説する．

表1 歯槽骨造成術の比較.

	歯槽骨延長術	骨移植	GBR
骨採取	不要	要	要(不要)
骨造成の限界	無	有	かなり有
軟組織の管理	易	難	難
骨造成の予知性	高い	比較的高い	術者依存性

第2章 骨造成術のポイント

表2 vascularized bone graft と non-vascularized bone graft の比較.

	vascularized	non-vascularized
血液供給	骨膜	周囲組織
治癒過程	骨折治癒と同じ	creeping substitution*
骨癒合	速い	遅い
術後骨吸収	0％	20〜50％
感染	抵抗性	弱い
移植床	依存しない	依存性

* creeping substitution（暫次置換）：移植骨を足がかりにその周囲に自己の新生骨が形成され，移植骨は吸収される．この過程を繰り返し，移植骨はリモデリングされる．

■ 血管柄付腓骨移植

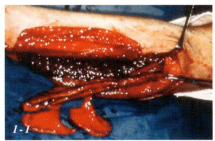 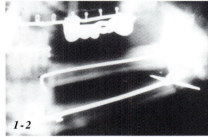 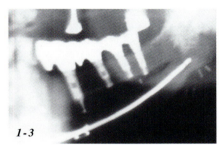

図1-1〜3　下顎骨下縁部と歯槽部の再建のために血管柄付腓骨を double-barrel（2段）として移植し，術後の骨吸収はなく，インプラント治療後も移植骨の吸収は認められない．

■ 遊離腸骨移植

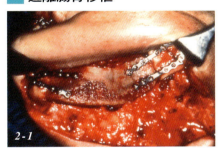 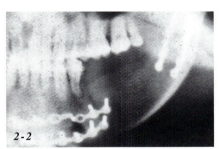 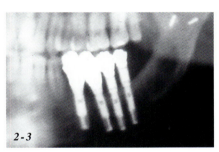

図2-1〜3　下顎骨再建のために遊離腸骨移植を行い，腸骨稜の移植部にあたる下顎骨下縁部にはほとんど骨吸収はないものの，術後約3年で腸骨海綿骨の移植部にあたる歯槽部は約40％の骨吸収を認めた．インプラント治療後は骨吸収の進行はほとんどない．

表3 自家ブロック骨移植のポイント.

①血行のよい移植床
②適正な術前・術後の抗菌薬投与
③適正な flap デザインと愛護的な flap 剝離
④確実な減張切開
⑤移植床の適正な準備
⑥移植骨と母床骨との良好な適合
⑦ブロック骨の強固な固定
⑧母床骨とブロック骨との間隙に粉砕骨を填塞
⑨創哆開を生じない縫合
⑩治癒期間中の骨移植部の免荷

2 術前の検査・診断

　補綴主導型治療に基づき，デンタル・パノラマエックス線写真，CT による画像診断にて，骨幅・骨高径，水平的・垂直的骨造成量を把握し，最適な骨造成法を選択することが重要である(図3)．骨移植で歯周組織の歯槽骨再生は 2 〜 3 mm しか期待できないので，骨造成部に隣接する歯周ポケットが 6 mm を超える場合，あるいは歯根露出が進行している場合は，該当歯の抜歯を検討すべきである(図4)．

　移植床の血行状態を病歴などで考慮し，
①外傷や手術にて瘢痕がある場合は要注意(図4)
②全身疾患にともなう易感染性患者は禁忌症(コントロールの悪い糖尿病患者，ステロイドホルモン療法患者，骨代謝異常患者など)
③顎骨に放射線療法受けた患者は禁忌症
と考えるべきである(表3の①)．

■ 初診時

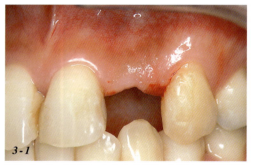
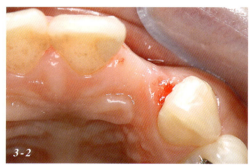
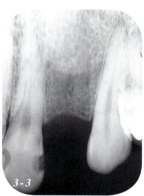

図3-1〜3　他院にて 6 か月前に上顎左側側切歯の抜歯を受け，インプラント治療を希望して来院した(図3-1, 2)．欠損部粘膜に異常はなく，thin, scalloped periodontal biotype であった．口腔内所見にて歯の欠損部には，水平的に 4 mm，垂直的に 2 mm の歯槽骨吸収があると想定できた．デンタルエックス線写真(図3-3)にて，歯の欠損部の中央部に 2 mm の垂直的骨吸収があるものの，上顎左側中切歯遠心部および犬歯近心部の歯槽骨吸収はなかった．したがって，インプラント埋入と同時に下顎枝部よりの骨採取にて，veneer graft を主体とした自家ブロック骨移植を予定した．

隣接歯の歯槽骨および軟組織の検査・診断（隣接歯の高度骨吸収と欠損部の瘢痕を有する症例）

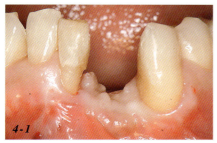
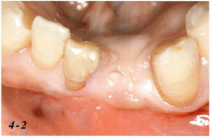
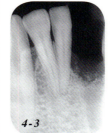
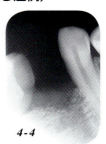

図4-1,2　他院にて2回の骨造成失敗により，両隣在歯に高度の歯肉退縮と欠損部の瘢痕が生じた．

図4-3,4　両隣在歯の欠損に面する歯槽骨の高度吸収が認められた．

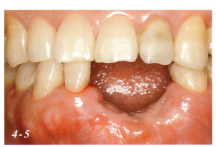
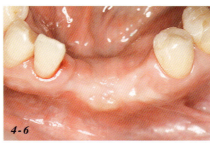
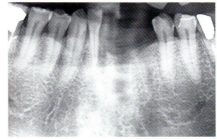

図4-5,6　確実な骨造成のために両隣在歯を抜歯し，4歯欠損とした．顎堤は7mmの垂直的吸収と欠損部中央1/2には瘢痕があり，軟組織の欠損も大きいので，歯槽骨延長術が最適な骨造成法である．

図4-7　垂直的骨欠損は最大で7mmであった．

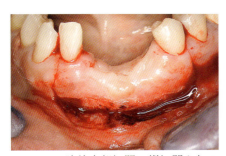
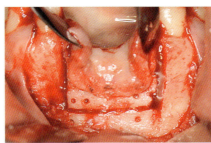
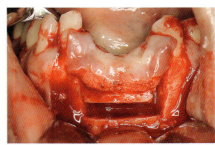

図4-8　口腔前庭部切開と縦切開を加えた．

図4-9　bone sawにて骨切りを行った．

図4-10　骨ノミにて移動骨片を完全切離した．

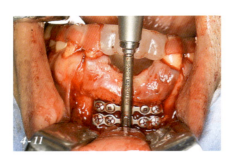
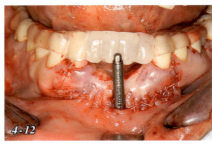

図4-11 プレートタイプの歯槽骨延長器を設置した.
図4-12 縫合終了後.

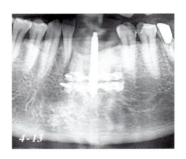
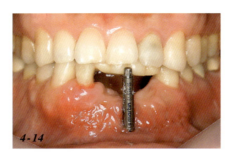

図4-13 縫合終了後のエックス線写真.
図4-14 歯槽骨延長開始前.

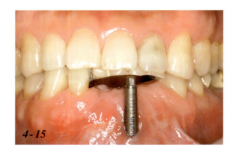
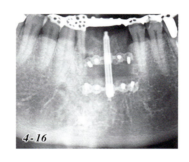

図4-15 瘢痕があったにもかかわらず,歯槽骨延長後に十分な顎堤造成が認められた.
図4-16 軟組織だけでなく,骨も3mmの過延長(10mmの骨延長)ができた.

第2章　骨造成術のポイント

3 適正な術前・術後の抗生剤投与

　抗菌薬使用には，①予防投与と②感染症治療投与の2つに大別され，インプラント治療においてはまずは①を，そして術後感染が生じた際は②を行う[1]．

　近年，抗菌薬の不適切な使用により，薬剤耐性菌の出現とそれにともなう感染症が増加し，世界的に問題となり，厚生労働省を中心として，国をあげて耐性菌に対する行動計画を立てている（AMR：antimicrobial resistance）[2]．AMR対策の主項目の1つは，抗菌薬の種類と期間の制限であり，とくに予防投与は重要な監視項目となっている．予防投与抗菌薬の使用に関しては，ガイドラインに基づいた使用が望まれる．

▶ 予防投与

　予防投与には，術後感染予防と感染性心内膜炎（IE）の予防がある．

■ 術後感染予防

　2016年に発表された「術後感染予防抗菌薬使用のための実践ガイドライン」[1]は，臨床医が効率的かつ適切に術後感染予防抗菌薬を使用することにより，
①手術部位感染の減少
②耐性菌発現予防
③抗菌薬による有害事象防止
④入院期間短縮化
⑤コスト削減
⑥医療スタッフへの教育
を達成し，患者により質の高い医療を提供する目的で作成された．

　局所創感染（SSI：Surgical Site Infection）が成立するためには，手術中における創部への常在菌の侵入が前提となる．口腔内は手術創の分類では，クラスII（準清潔：clean-contaminated）で，常在菌のコントロールがある程度可能なものである．

　抗菌薬選択は，手術部位の常在菌叢に抗菌活性を有する薬剤で，口腔外科手術では口腔連鎖球菌と嫌気性菌がおもなターゲットである．本ガイドラインでは，スルバクタム／アンピシリン（SBT/ABPC），メトロニダゾール（MNZ）の使用もあえて推奨している．βラクタム薬アレルギーがある場合の選択は，クリンダマイシン（CLDM）を推奨している．

　抗菌薬投与のタイミングは，手術が始まる時点で十分な殺菌作用を示す血中濃度，組織内濃度が必要であり，手術1時間前に投与する．

　短期間投与が勧められ，欧米のガイドラインではほとんどすべて単回あるいは24時間以内の投与が推奨されている．短期間の推奨は避けて，日本での状況を勘案して，原則としては，予防抗菌薬投与の期間は48時間以内，そして侵襲度が高くSSIが高度な手術は72時間投与が望ましいとしている．予防抗菌薬投与後の経口抗菌薬へのスイッチは原則認められない．

　SSIが高リスクに発症する可能性のある状態として，本ガイドラインでは高リスク因子を設定している（表4）．

　歯科・口腔外科手術時の抗菌薬投与としてインプラント手術に相当するのは，抜歯（表5）と下顎骨骨折手術（表6）における予防抗菌薬投与であり，

43

改訂版　インプラント外科　動画で理解！　基本手技と自家骨移植のポイント

単純埋入から広範囲骨造成の参考となる.

　以上が,「術後感染予防抗菌薬使用のための実践ガイドライン」の歯科口腔外科手術時の抗菌薬投与におけるインプラント手術に関連する要旨である.

　インプラント手術に関しては,

①抗菌薬投与はインプラントの脱落を防ぐ
②抗菌薬投与は術後イベントに関係しない
③単独植立では抗菌薬投与のエビデンスはない
等の報告[3]から,　単独植立では,　SDOAP(Single-Dose Oral Amoxicillin Preoperatively)が世界的に推奨されている[3].

表4 術後創感染に関係する高リスク因子.

SSI 高リスク

① 米国麻酔学会術前状態分類≧3（DM など）
② 創分類クラスⅢ
③ 長時間手術
　（各術者における手術時間＞75パーセントテイル）
④ BMI ≧25
⑤ 術前血糖コントロール不良（＞200mg/dL）
⑥ 術中低体温（＜36℃）
⑦ 緊急手術
⑧ ステロイド・免疫抑制剤の使用
⑨ 術野への術前放射線治療
⑩ 高齢者（年齢は症例ごとに評価）

表5 抜歯術における予防抗菌薬投与.

術式	下顎埋伏智歯抜歯	抜歯（SSI リスク因子あり）	抜歯（SSI リスク因子なし）
予防抗菌薬の適応（推奨グレード/エビデンスレベル）	B-1	C1-Ⅲ	C1-Ⅲ
推奨抗菌薬	AMPC（経口1回250mg～1g）CVA/AMPC（経口1回375mg～1.5g）	AMPC（経口1回250mg～1g）CVA/AMPC（経口1回375mg～1.5g）	予防抗菌薬の使用は推奨しない
β-ラクタム系抗菌薬アレルギー患者での代替策	CLDM（経口）	CLDM（経口）	（－）
投与期間：術後時間	単回～48時間	単回～48時間	（－）
推奨グレード/エビデンスレベル	B-1	C1-Ⅲ	（－）
備考		手術1時間前	

表6 下顎骨骨折手術における予防抗菌薬投与.

創分類	クラスⅡ
術式	下顎骨骨折（口腔内切開をともなう）
予防抗菌薬の適応（推奨グレード/エビデンスレベル）	A-Ⅱ
推奨抗菌薬	SBT/ABPC.CMZ
β-ラクタム系抗菌薬アレルギー患者での代替策	CLDM
投与期間：術後時間	48時間

第2章 骨造成術のポイント

表7 インプラント手術における予防抗菌薬投与.

術式	単純埋入	単純埋入（SSI 因子あり）	比較的小規模の骨造成（1〜4歯欠損）	大規模の骨造成（5歯以上欠損）比較的小規模の骨造成（SSI 因子あり）	大規模の骨造成（5歯以上欠損）（SSI 因子あり）
推奨抗菌薬	AMPC 単回 経口500mg	AMPC 前投薬 経口1回500mg 2日間 250mg×4回/日	AMPC 前投薬 経口1回500mg 2日間 250mg×4回/日	AMPC 前投薬 経口1回500mg 3〜5日間 250mg×4回/日	AMPC 前投薬 経口1回500mg 7日間 250mg×4回/日
β-ラクタマラーゼ系抗菌薬アレルギーの代替薬	CLDM 単回 経口300mg	CLDM 前投薬 経口1回300mg 2日間 150mg×4回/日	CLDM 前投薬 経口1回300mg 2日間 150mg×4回/日	CLDM 前投薬 経口1回300mg 3〜5日間 150mg×4回/日	CLDM 前投薬 経口1回300mg 7日間 150mg×4回/日

表8 歯科処置前の抗菌薬の標準的予防投与法（成人）（参考文献5より改変引用）.

投与方法	βラクタム抗菌薬アレルギー	抗菌薬	投与量	投与回数	備考
経口投与可能	なし	アモキシシリン	2 g[*1][*2]	単回	処置前1時間
	あり	クリンダマイシン	600mg	単回	処置前1時間
		アジスロマイシン	500mg		
		クラリスロマイシン	400mg		
経口投与不可能	なし	アンピシリン	1〜2 g	単回	手術開始30分以内に静注，筋注，または手術開始時から30分以上かけて点滴静注
		セファゾリン	1 g		
		セフトリアキソン	1 g		手術開始30分以内に静注，または手術開始時から30分以上かけて点滴静注
	あり	クリンダマイシン	600mg	単回	手術開始30分以内に静注，または手術開始時から30分以上かけて点滴静注

[*1]または体重あたり30mg/kg
[*2]何らかの理由でアモキシシリン2 gから減量する場合は，初回投与5〜6時間後にアモキシシリン500mgの追加投与を考慮する

表9 歯科処置による菌血症の発症率（参考文献5より改変引用）.

歯科処置	発症率（%）
抜歯	18〜100
智歯抜歯	55
スケーリング	8〜79
歯周外科	36〜88
感染根管処置	42
ラバーダム装着	29
ブラッシング	23
咀嚼	38

単独植立であっても SSI リスク因子がある場合は，SSI リスク因子がある抜歯に準じるとよい．比較的小規模（1 ～ 4 歯欠損）の骨造成（自家骨移植，GBR）では，埋伏歯に準じるとよい．広範囲（5 歯以上欠損）の骨造成（自家骨移植，GBR），あるいは SSI リスク因子がある骨造成では，抗菌薬投与期間をその程度に応じて 3 ～ 5 日間とするのが妥当を考える．

以上の文献的考察と自験例からインプラント手術における予防抗菌薬投与を表 7 とした．

■■ 感染性心内膜炎（IE：Infective Endocarditis）の予防投与

「感染性心内膜炎の予防と治療に関するガイドライン 2017 改訂版（JCS2017）」[4]によると，歯科口腔外科領域：出血をともない，菌血症を誘発するすべての侵襲的な歯科処置（抜歯などの口腔外科手術・歯周外科手術・インプラント手術，スケーリング，感染根管処置など）は，予防的抗菌薬投与を行うことを強く推奨するとしている（表 8）．その理由は，歯科処置にともなう菌血症の発症率は，抜歯などではほぼ100％であり，歯石除去でも高率であるからである（表 9）．

▶ 歯性感染症における抗菌薬投与

一般社団法人日本感染症学会と公益社団法人日本化学療法学会の「JAID/JSC 感染症治療ガイドライン2019」[5]には，歯性感染症の抗菌化学療法のポイントとして，
①感染病巣である顎骨，膿瘍腔などの口腔組織への抗菌薬移行濃度が低いため，感染根管治療，膿瘍切開などの局所処置を併用することが重要である．また，嫌気性菌が関与する感染症では切開，排膿などの消炎処置を行い，菌量を減少させるとともに，嫌気環境を改善することがきわめて有用である
②主要原因菌である口腔連鎖球菌および嫌気性菌に強い抗菌力をもつ抗菌薬を選択する．炎症の重篤化にともない偏性嫌気性菌の関与する割合が高くなる．重症の歯性感染症では β-ラクタマーゼを産生する嫌気性菌に対して強い抗菌力をもつ薬剤を選択する
の 2 点を挙げている．

■■ 歯性感染症の分類

1 群：歯周組織炎
2 群：歯冠周囲炎（おもに埋伏智歯）
3 群：顎炎（ドレナージ必要）
4 群：顎骨周囲の蜂窩織炎（ドレナージ必要）

■■ 原因微生物

口腔連鎖球菌 7 割＋嫌気性菌 3 割．

嫌気性菌でもっとも分離頻度が高い Prevotella 属（嫌気性菌は）は β-ラクタマーゼを産生し，ペニシリン系および第 3 世代を含むセフェム系薬に耐性を示す．

■■ 抗菌薬の選択

歯性感染症に対する抗菌薬効果判定の目安は 3 日とし，増悪の際は，外科的消炎処置の追加，他剤への変更を考慮する．米国歯周病学会では歯性感染症における各種抗菌薬の投与期間はおおむね 8 日間程度であると述べている[6].

第一選択

①1群または2群（軽症から中等症）

　膿瘍を形成している症例では切開などの消炎処置を行い，

・AMPC（amoxicillin）1回250mgを1日3～4回，3～7日

・CVA/AMPC（amoxicillin）1回（AMPCとして）250mgを1日3～4回，3～7日

ペニシリンアレルギーがある場合は，

・CLDM（clindamycin）1回150mgを1日4回，3～7日

・AZM　1回500mgを1日1回，3日間

・AZM　1回2gを1日1回

・CAM（clarithromycin）1回200mgを1日2回，3～7日

を処方する.

②3群（膿瘍形成が認められる2群を含む）

　β-ラクタマーゼ産生嫌気性菌に注意が必要であるとし，β-ラクタマーゼ阻害薬配合のペニシリン（CVA/AMPC）などとなる.

・CVA/AMPC　1回（AMPCとして）250mgを1日3～4回，3～7日

ペニシリンアレルギーがある場合は，

・CLDM（clindamycin）1回150mgを1日4回，3～7日

を処方する.

③4群は注射剤が第一選択となる

　骨造成をともなうインプラント外科の術後感染症は，軽症では1群，中等症では2群，重症では3群に準じて抗菌薬投与が妥当と考える.

---

③の参考文献

1. 日本化学療法学会，日本外科感染症学会編集委員会・編. 術後感染予防抗菌薬適正使用のためのガイドライン：総論，各論（口腔外科，歯科）. 第1版. 東京：日本化学療法学会，2016：4-18，47-52.

2. 厚生労働省. 薬剤耐性（AMR）対策アクションプラン. 2016-2020.

3. Esposito M, Grusovin MG, Worthington HV. Interventions for replacing missing teeth：antibiotics at dental implant placement to prevent complications. Cochrane Database Syst Rev. 2013 Jul 31；2013（7）：CD004152.

4. 日本循環器学会合同研究班. 感染性心内膜炎の予防と治療に関するガイドライン（2017年改訂），2018.

5. JAID/JSC感染症治療ガイド・ガイドライン作成委員会. JAID/JSC感染症治療ガイドライン2019 歯性感染症. 東京：日本感染症学会・日本化学療法学会，2019：272-4.

6. Position Paper：Systemic Antibiotics in Periodontics. J Periodontal. 2004 Nov；75（11）：1553-65.

4 適正なflapデザインと愛護的なflap剥離

①縦切開

骨造成の際は必ず，縦切開は歯間乳頭を温存せずにremote flapとなるように，欠損部に隣接する歯の欠損部により遠い側から，flapの血行を考慮しフレアー状に歯肉頰移行部まで縦切開を加える（図5，詳細は第1章 インプラント外科基本手技p11を参照）．

②水平切開

上顎では欠損歯槽頂部のどの部位に水平切開を加えるかは成功の大きな鍵であるが，大半の先生は間違った部位に切開を加えていることが失敗の大きな原因の1つである（失敗の大きな原因のもう1つは不適切な減張切開）．

インプラント埋入のみであれば，歯槽頂のどの部位に切開を加えてもよいが，骨造成を行う場合は，角化粘膜の範囲内で歯槽頂よりも唇（頬）側を切開すべきである（図6，7）．口蓋側はインプラント埋入のみの場合では重宝する切開ではあるが，骨造成を行う場合は最悪な切開である．その理由は，口蓋（舌）側に水平切開を加えると，口蓋側のflapが短い，かつ口蓋側のflapは原則的には減張・伸展できないため（有茎口蓋弁であれば伸展可能である），ボリュームの増加した骨組織を被覆するには唇（頬）側flapをより多く減張する必要があるからである（図8）．また，歯槽頂部を越えて口蓋側で縫合することによって，唇（頬）側のflap歯槽頂部に緊張が加わることから，唇（頬）側flapの末梢部で血行障害が生じ，創哆開となる確率が高くなる（図8）．とくに，5 mm以上の垂直的骨造成を行う場合には高頻度で失敗となる．

下顎については，別項で述べる．

③粘膜骨膜弁剥離

骨造成には粘膜骨膜弁の血行が非常に重要であるので，剥離子で骨面を直角に擦った結果として粘膜骨膜弁が剥離できるというイメージをもつことがポイントである．また，ピンセットで粘膜骨膜弁を把持せず，2本の剥離子を用いてスピーディーで愛護的なflap剥離を心がけるべきである（詳細は第1章 インプラント外科基本手技p17を参照）．

■ 縦切開

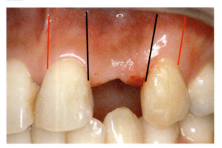

図5 黒線ではなく，赤線に縦切開を加えるのが正解である．黒線では，縫合線が骨造成部上となり，感染の頻度が高く，歯肉退縮を生じやすい．

■ 水平切開

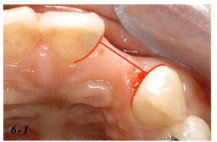 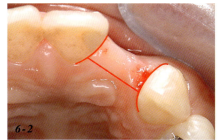

図6-1, 2 欠損歯槽頂部のどの部位に水平切開を加えるかは成功の大きな鍵であるが，大半の先生は口蓋側（図6-2）に切開を加えていることが失敗の大きな原因の1つである．なぜ唇側（図6-1）に切開するべきなのかを，図7，8で解説する．

第2章　骨造成術のポイント

水平切開（唇側）

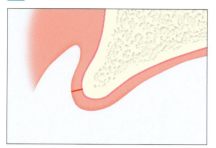

図7-1　角化粘膜の範囲内で歯槽頂より唇側に，粘膜に直角に，かつ骨に直角に切開を加える．

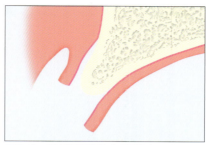

図7-2　粘膜骨膜弁を剥離すると，口蓋側 flap のほうが唇側 flap より歯冠側にくる．

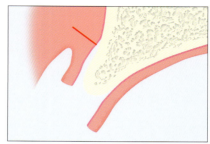

図7-3　tension-free suturing を行うために，口腔前庭より約5 mm 根尖側に減張切開を加える．

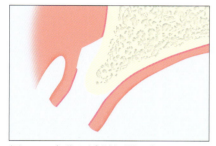

図7-4　十分な減張切開を行うと，唇側 flap が口蓋側 flap の高さと同じになる．

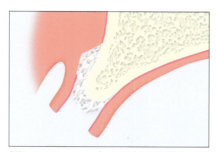

図7-5　5 mm 以内の垂直的骨造成では増加した骨の高さより，口蓋側 flap のほうが歯冠側のままである．

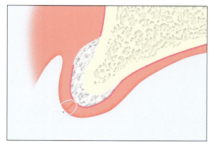

図7-6　tension-free suturing を歯槽頂付近で行えるので，縫合部の緊張による創哆開が生じにくい．

水平切開（口蓋側）

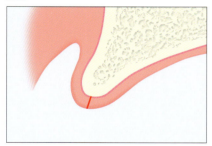

図8-1　歯槽頂より口蓋側に，粘膜に直角に，かつ骨に直角に切開を加える．

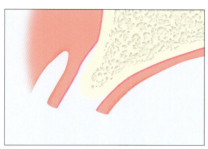

図8-2　粘膜骨膜弁を剥離すると，口蓋側 flap のほうが唇側 flap より根尖側となる．

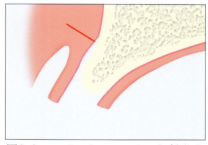

図8-3　tension-free suturing を行うために，口腔前庭より約5 mm 根尖側に減張切開を加える．

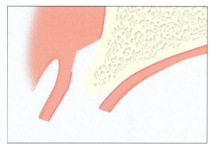

図8-4　緊張のない縫合のためには，かなりの減張切開を加え，唇側 flap を長くしなければならない．

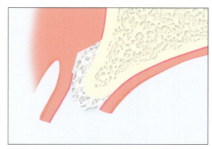

図8-5　骨造成にて増加した骨の高さより，口蓋側 flap のほうが根尖側になる．とくに，垂直的骨造成の場合は著明である．

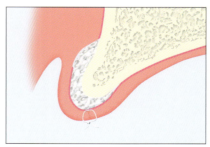

図8-6　縫合部が歯槽頂部を越えて口蓋側となり，唇側 flap の歯槽頂部に緊張が加わることから創哆開となる確率が高い．

5 減張切開

骨移植や GBR における失敗の最大の原因は，誤った減張切開や不十分な減張切開であり，確実な tension-free を得るための正しい減張切開を習得することが骨造成を成功させるための重要ポイントである（表10，図9，10）．

表10 減張切開のポイント．

①縦切開の基底部間に骨膜に 1 本の切開（口腔前庭最深部より 5 mm 根尖側で，骨膜に垂直に）
②骨膜切開のみでは減張切開が不十分であれば，骨膜切開した部位をより深く切開
③それでも不十分であれば，縦切開の基底部に back-cut
④適正な減張の目安は，flap 同士が 3 〜 5 mm のオーバーラップ

緊張のない縫合が可能

減張切開の術式（原則：オトガイ孔付近と下顎舌側部は例外で，別項で解説）

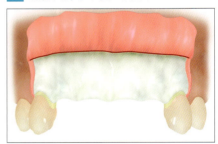

図9-1 口腔前庭最深部まで縦切開を加え，縦切開の基底部間を 1 本のラインで減張切開を行う．

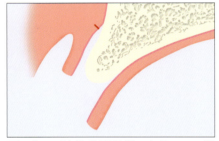

図9-2 口腔前庭最深部より約 5 mm 根尖側に骨膜に直角に減張切開を加える．

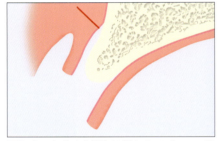

図9-3 十分な減張が得られるまで，基底部がやや広くなる flap を作製するイメージで，同じ部位をより深く切開する（骨膜に垂直に）．

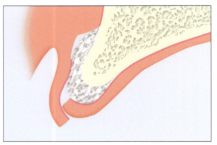

図9-4 flap 同士が 3 〜 5 mm オーバーラップするようになれば，確実な減張切開ができたと判断してよい．

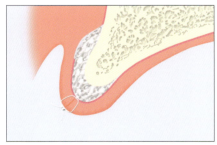

図9-5 以上のステップを確実に行っていくことによって，緊張のない縫合が可能となり，創哆開を生じない．

減張切開の正誤

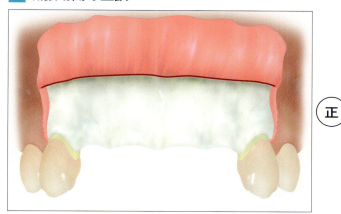

図10-1 縦切開の基底部間を1本のラインで減張切開を行うこと．

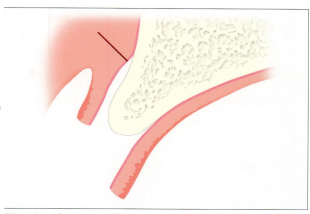

図10-2 減張切開が不十分であれば，骨膜切開した部位をより深く切開すべきである．

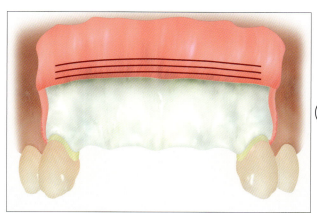

図10-3 縦切開の基底部まで切開しないで中央部のみを切開した場合は，基底部でのつっぱりが残り，減張できない．

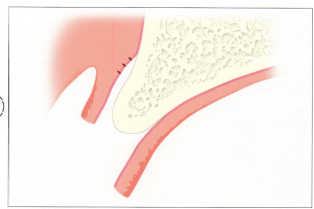

図10-4 一般的には，減張切開として数本の骨膜切開のみを短冊状に加える先生が多いようであるが，この方法では決して十分な減張は得られない．

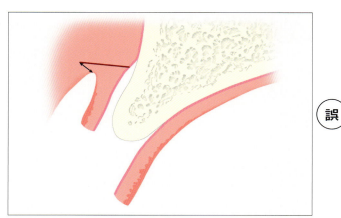

図10-5 1本ラインの減張切開であっても口腔前庭部に近づき過ぎるとflap末梢の血行障害が生じる．

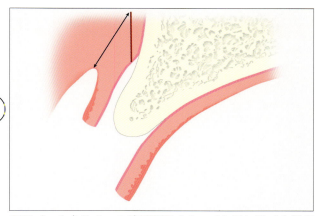

図10-6 1本ラインの減張切開であっても骨に近づき過ぎるとflapの基底部が広くなり過ぎるので，緊張がかかり十分な減張が得られないため，歯冠側への伸展が不十分となる．

縦切開の基底部間に骨膜に1本の切開(図12, 14)

　縦切開は必ず口腔前庭最深部まで加え，2つの縦切開の基底部間の骨膜に1本の切開を加える(図11, 13)．縦切開の基底部まで切開しないで，中央部のみを切開した場合は，基底部でのつっぱりが残り，減張できないので，基底部まで切開することが重要である(図10-1, 3)．

　骨膜切開を入れる部位は，口腔前庭最深部から約5mm離れるようにする．これより少ない場合はflapの血行を阻害してしまい，また，逆に離れ過ぎた場合は減張しにくくなる．

　粘膜骨膜弁剥離の際は，ピンセットでflapを把持すべきではないが，減張切開では切開部に緊張を与える必要があるので，組織の損傷を最小限にするために小さな鉤の付いたピンセット(マイクロアドソン，図12)で口腔前庭最深部を分厚く把持し，新しい#15メスにて骨膜に垂直に切開をするのがよい．

骨膜減張切開(上顎中切歯欠損症例)

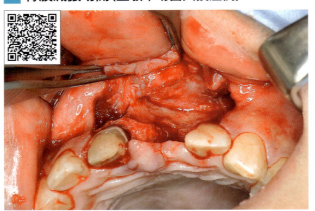

図11-1　減張切開前．

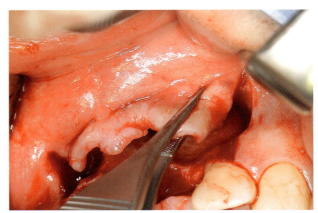

図11-2　flap遠心側の口腔前庭最深部を有鉤マイクロアドソンで挟む．

第2章　骨造成術のポイント

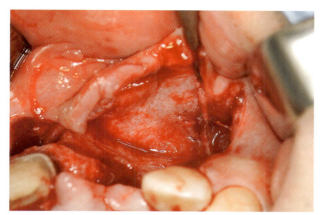

図11-3　flapを引っくり返し，口腔前庭最深部に相当する骨膜をピンセットの先端で明示する．

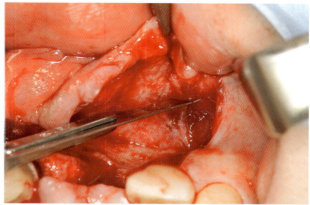

図11-4　ピンセットの先端から5mm根尖側の縦切開基底部の骨膜を新しい#15メスで切開する．その際，ピンセットで切開部に十分な緊張を与えることがポイントである（ただし，緊張の加わる範囲は約5mmである）．

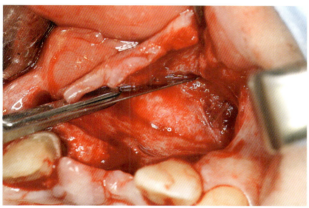

図11-5　近心側に長さ5mmの切開を加える．

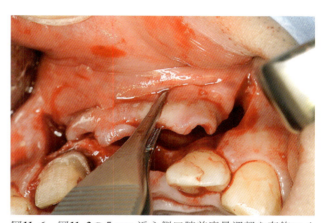

図11-6　図11-2の5mm近心側口腔前庭最深部を有鉤マイクロアドソンで挟む．

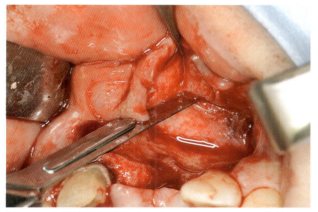

図11-7　切開部に緊張を与えながらピンセットの先端から5mm根尖側に1本ラインの切開を加える．

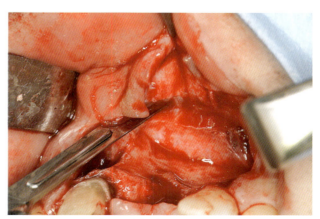

図11-8　より近心側に切開を加える．

53

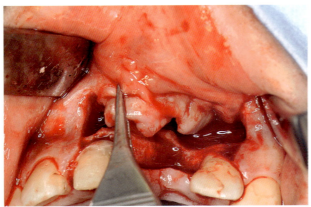

図11-9　flap近心側の口腔前庭最深部を有鉤マイクロアドソンで挟む．

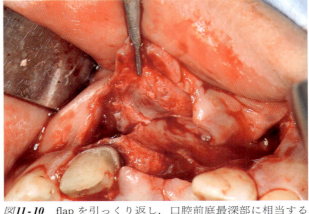

図11-10　flapを引っくり返し，口腔前庭最深部に相当する骨膜をピンセットの先端で明示する．

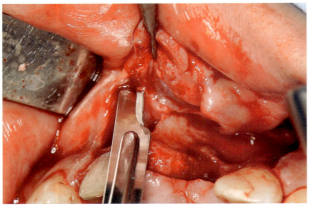

図11-11　ピンセットの先端から5mm根尖側の縦切開基底部の骨膜を切開する．

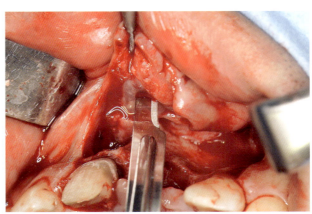

図11-12　遠心側に長さ5mmの切開を加える．

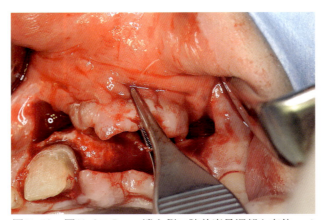

図11-13　図11-9の5mm遠心側口腔前庭最深部を有鉤マイクロアドソンで挟む．

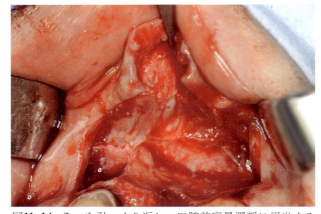

図11-14　flapを引っくり返し，口腔前庭最深部に相当する骨膜をピンセットの先端で明示する．

第 2 章　骨造成術のポイント

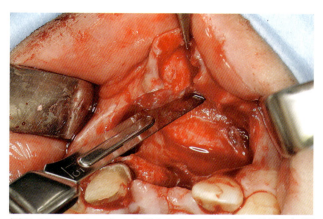

図11-15　ピンセットの先端から5mm根尖側の骨膜を切開する．

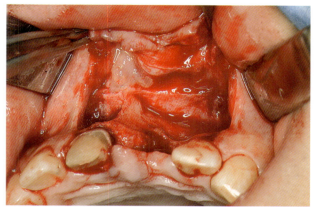

図11-16　骨膜から約5mmの深さでの減張切開が終了．

有鈎マイクロアドソン

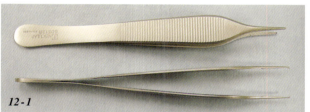
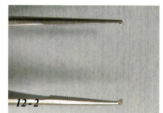

図12-1, 2　減張切開や縫合の際にflapを把持するときに組織損傷が最小限になるように，非常に小さな鈎を有するピンセットが適している．

骨膜減張切開（上顎前歯3歯欠損症例）

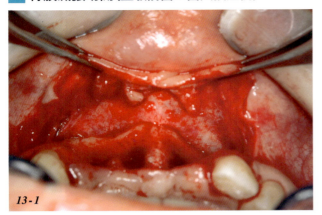
13-1

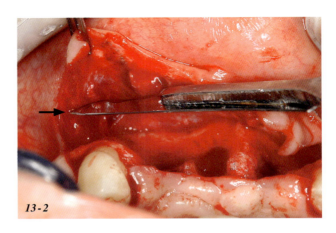
13-2

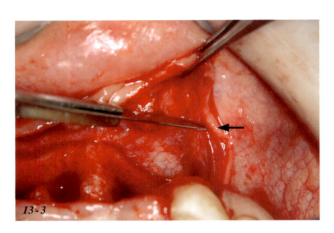
13-3

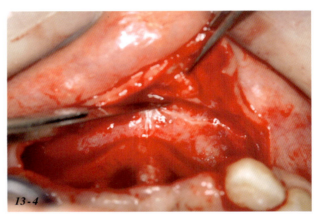
13-4

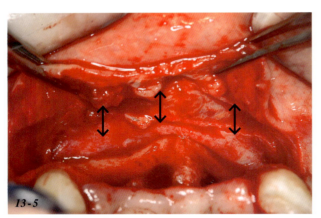
13-5

図13-1～5　ピンセットにて緊張を与えた状態で，新しい#15メスにて口腔前庭最深部より5mm根尖側に骨膜に直角に，縦切開の基底部間を1本のラインで減張切開を加える．十分な減張が得られるまで，口腔前庭部で幅約5mm，それより深部では血行を考慮し，基底部がやや広くなるflapを作製するイメージで，同じ部位をより深く切開する（骨膜を垂直に）．図13-1：減張切開前．図13-2, 3：縦切開の基底部の減張切開（矢印）．図13-4：両側縦切開基底部間の減張切開．図13-5：約10mmの減張が得られた（矢印）．

1本の骨膜切開のみでは減張切開が不十分な場合の対処

　1本の骨膜切開のみでは減張切開が不十分であるならば，骨膜切開した同じ部位をより深く切開すべきである．一般的には，数本の骨膜切開を短冊状に加える先生が多いようであるが，この方法では決して十分な減張は得られないことから，たまたまではなく，必然的に創哆開が生じ，骨造成が失敗となる(図10)．

　深く切開していく際には，原則的に骨膜に直角で，口腔前庭部から最低5mm離して，flapの血行を考慮しながら，やや末広がりの基底部となるflapを作製するイメージで同じ部位に切開を加える(図14〜16)．人差し指にて減張切開部を触診し，突っ張りのある所を切開すればよい．適正な減張切開の目安としては，骨造成後にflap同士が3〜5mmオーバーラップできるまで切開する．したがって，flap同士がやっと接触しただけでは，必ず創哆開が生じる．

　もし，垂直的骨造成量が5mm以上必要な症例で，まだそれでも減張が不十分であれば，縦切開の基底部に3〜5mmのback-cutを120°の角度で加えるときもある(図17, 18)．縦切開とback-cutの3角形の2辺が緩やかな直線となることから，黒線のflapが赤線のflapとなり，flapが長くなる原理である(図18)．ただし，1・2歯欠損の場合はflapの血行を考慮して，back-cutを短く，かつ，より鈍角(150°)に加えなければならない．以上の手技にて確実な減張が可能となる(図19)．

　上記の減張切開の方法は，オトガイ孔付近と下顎舌側部以外の部位に適用できるが，オトガイ孔周囲ではオトガイ神経の損傷が，そして下顎舌側部では舌神経や血管の損傷を生じるので適用できない．これらの2つの部位の減張切開は特殊なので，下顎臼歯部のonlay graftの項目で解説する．

　減張切開をどの時点で行うかも非常に重要である．減張切開は縫合の直前ではなく，粘膜骨膜弁の剥離後に行えば，止血が完了した状態で縫合でき，術後の血腫による腫張と感染の温床を少なくできる．もし，縫合時に減張が不十分であれば，追加の減張切開を加え，出血は電気凝固で確実に止血してから縫合する(図20)．決して縫合にて止血しようとしてはいけない．縫合前に完全に止血しておくことが，外科の大原則である．

■ 深部減張切開（上顎中切歯欠損症例）

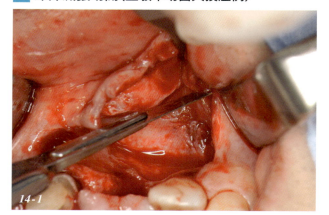
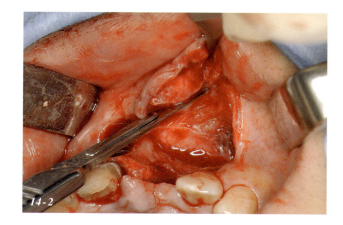
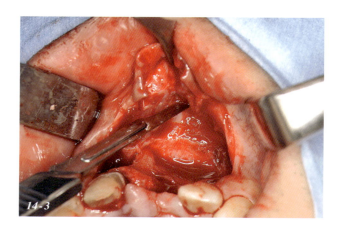
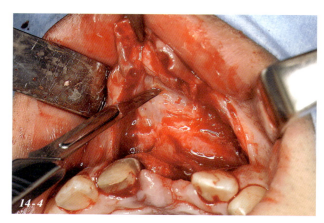
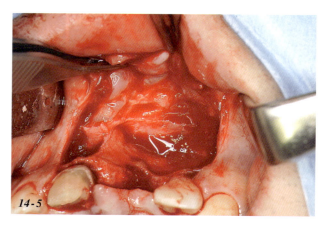

図14-1〜4 ピンセットにてつねに切開部に緊張を与え，flap の血行を考慮しながら，やや末広がりの基底部となる flap を作製するイメージで骨膜減張切開部と同じ部位に深部減張切開を加える．
図14-5 深部減張切開も終了．

■ flap 同士の 5 mm のオーバーラップ（上顎中切歯欠損症例）

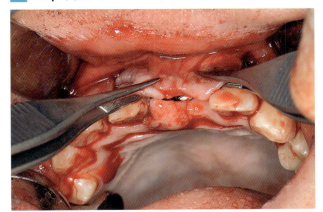

図15-1　flap の断端を接触させた状態.

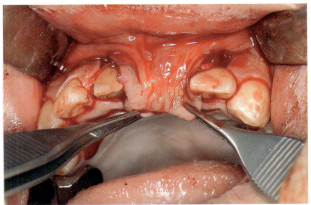

図15-2　骨造成前なので，flap 同士のオーバーラップが 5 mm 以上にしておく．最終的には骨造成後に flap 同士の 3～5 mm のオーバーラップを確認する．

■ 深部減張切開（上顎前歯 3 歯欠損症例）

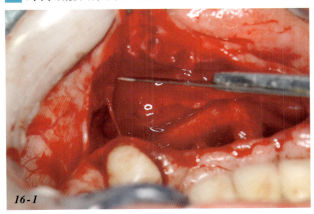

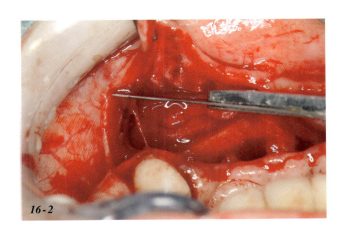

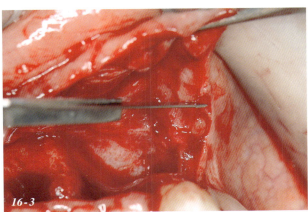

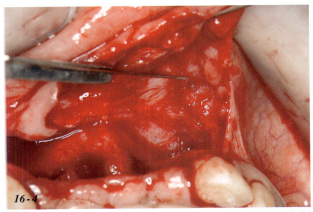

図16-1～4　ピンセットにてつねに切開部に緊張を与え，flap の血行を考慮しながら，やや末広がりの基底部となる flap を作製するイメージで骨膜減張切開部と同じ部位に深部減張切開を加える．

■ back-cut(上顎前歯3歯欠損症例)

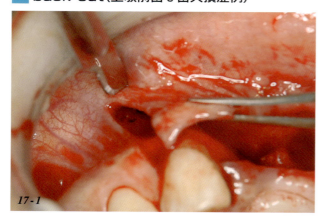
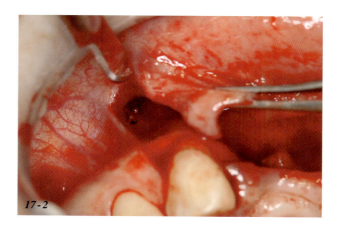
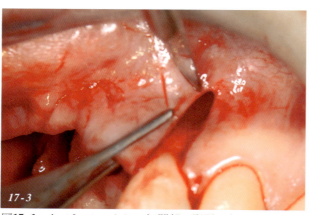
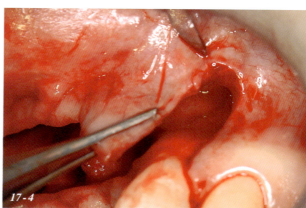

図17-1〜4　ピンセットにて切開部に緊張を与え，新しい#15メスで縦切開の基底部に5mmのback-cutを120°の角度で切開する（垂直的骨造成量が5mm以上の症例の場合）．

■ back-cut の図解

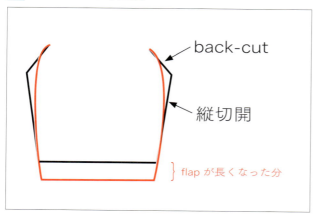

図18　縦切開の基底部に3〜5mmのback-cutを120°の角度で加えると，縦切開とback-cutの3角形の2辺が緩やかな直線となることから，黒線のflapが赤線のflapとなり，flapが長くなる．

第2章　骨造成術のポイント

■ 減張切開の前後（上顎前歯3歯欠損症例）

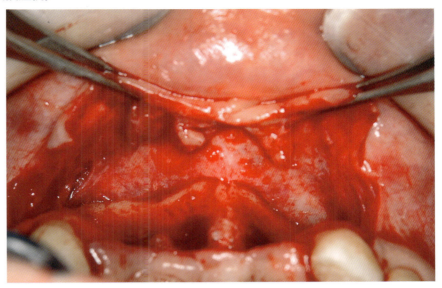

図19-1　減張切開前．

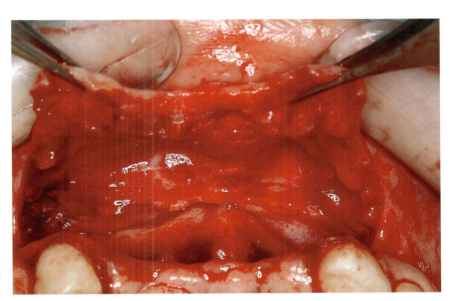

図19-2　減張切開とback-cutにて元のflapの基底部が末広がりで長くなり，約20mmの減張が得られた．

■ 電気メスによる止血処置(上顎中切歯欠損症例)

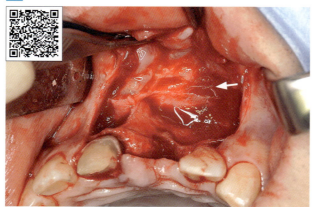

図20-1 減張切開にて白矢印部の出血を認めた.

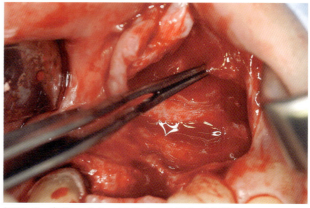

図20-2 有鉤マイクロアドソンで出血点を摘む.

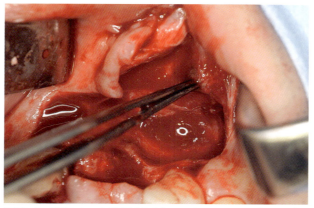

図20-3 電気メスを凝固(止血)モードにして,プローブをピンセットに当て,止血する.歯科用電気メスでは凝固モード(0~10)で6~8の設定で行う.

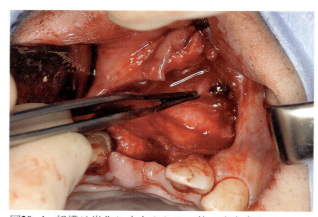

図20-4 組織は炭化し止血される.他の出血点をピンセットで摘む.患者の粘膜にピンセットが接すると,火傷になるので注意が必要である.

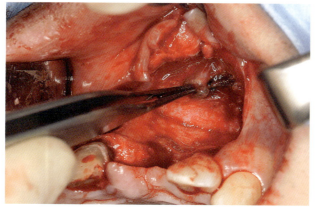

図20-5 電気メスのプローブをピンセットに当て,止血する.

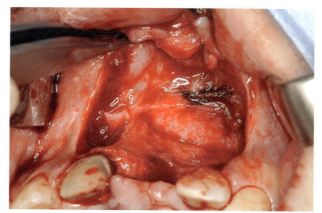

図20-6 電気メスによる止血処置が完了.

6 移植床の適正な準備（図21）

▶ 骨面の掻爬と隣接歯のルートプレーニング

皮質骨を穿孔し，perforator を形成する前に，骨面に残っている軟組織を徹底的に掻爬・除去しなければ，移植骨や GBR のグラフト材と骨面に軟組織が介在したままなので，骨癒合不全や骨吸収などの問題が生じ，骨造成が失敗する原因となる．自家骨移植は血行がないままであり，骨吸収が多く，場合によってはすべてを吸収してしまうという意見もあるが，この骨面の徹底的な掻爬が行われていないことが原因と考える．したがって，perforator を形成するのを忘れてもさほど問題はないが，骨鋭匙にてガリガリと音がなるように骨面を擦り，骨面に残っている軟組織を徹底的に掻爬・除去することを忘れないようにすべきである（図21, 22）．

隣接歯の歯周ポケットから感染するケースがあるので，隣接歯のルートプレーニングを行うべきである（図22）．骨移植での歯槽骨再生は，2〜3 mm しか期待できないので，骨造成部に隣接する歯周ポケットが 6 mm を超える場合は，該当歯の抜歯を検討すべきである．

皮質骨に perforator を形成（decortication）を行うことを推奨する報告[1]もあるが，動物実験ではその効果は否定的な報告[2]が多く，筆者は10年前から decortication を行っていない．

■ 移植床の適正な準備

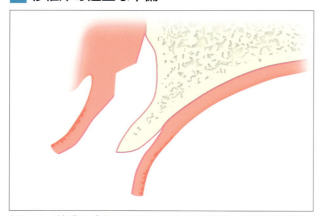

図21-1　粘膜骨膜弁を剥離したままの骨面には軟組織（細い赤線）が残っている．

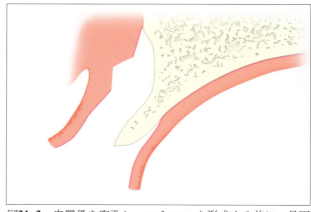

図21-2　皮質骨を穿孔し，perforatorを形成する前に，骨面に残っている軟組織を徹底的に掻爬・除去しなければならない．perforatorを形成するのを忘れても，さほど問題はないが，骨面に残っている軟組織を徹底的に掻爬・除去することを忘れてはいけない．

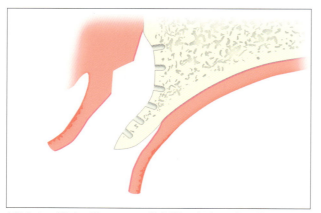

図21-3　骨面に残っている軟組織の掻爬・除去後に＃4のラウンドバーで皮質骨を穿孔し，perforatorを形成する．

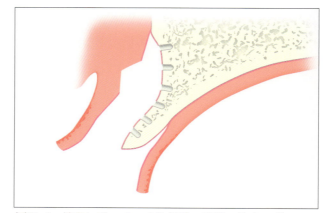

図21-4　骨面に残っている軟組織の掻爬・除去せずにperforatorを形成した状態．これでは，移植骨やGBRのグラフト材と骨面に軟組織が介在したままなので，骨癒合不全や骨吸収などの問題が生じ，骨造成が失敗する原因となる．

第 2 章　骨造成術のポイント

■ 骨面の搔爬と隣接歯のルートプレーニング

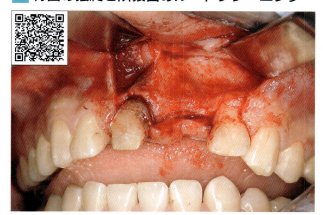

図22-1　粘膜骨膜弁を剝離したままの骨面には軟組織が残っている．

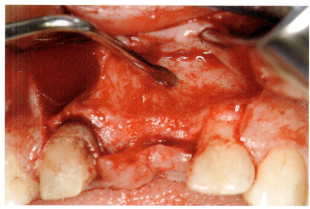

図22-2　骨鋭匙にてガリガリと音がなるように骨面を擦り，骨面に残っている軟組織を徹底的に搔爬・除去する．

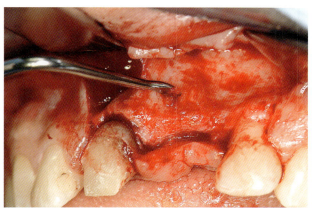

図22-3　骨造成部の骨面全体の軟組織を徹底的に搔爬・除去する．

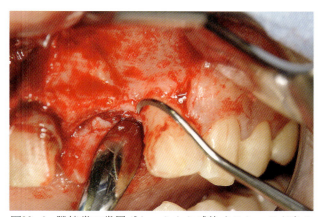

図22-4　隣接歯の歯周ポケットから感染するケースがあるので，隣接歯のルートプレーニングを行う．

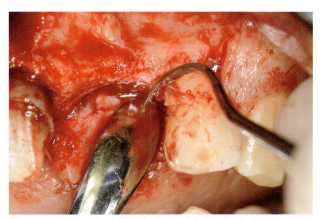

図22-5　歯根と骨の境界部の軟組織も搔爬・除去する．

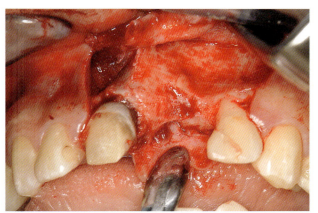

図22-6　骨面の搔爬と隣接歯のルートプレーニングが完了した状態．

perforator の形成（図23）

#4のラウンドバーで皮質骨を穿孔し，骨髄より出血させる．しかし，下顎大臼歯部の皮質骨は3〜5mmの厚みがあるので，2〜3mmの深さの穴を開ければ，必ずしも出血しなくても問題はない．上顎前歯部では天然歯の歯根の損傷に注意しなければならない．

perforator の形成

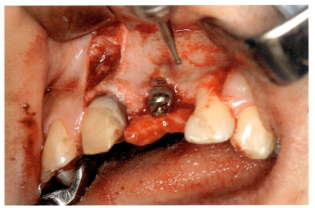

図23-1　perforator 形成には#4のラウンドバーを用いる．

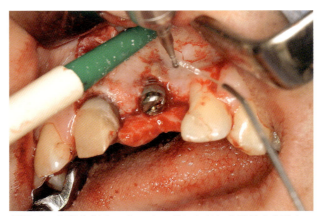

図23-2　生理食塩水でクーリングしながら皮質骨を穿孔し，perforator を形成する．切削骨片はボーンコレクターにて回収し，移植骨として用いる．

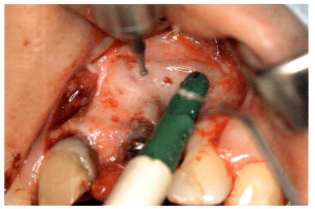

図23-3　インプラントや天然歯根の損傷に注意しなければならない．

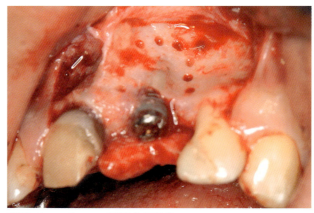

図23-4　perforator の形成が完了．

7 移植骨と母床骨との良好な適合

　移植床（母床骨）との接触面積が広ければ，骨癒合が早く，また骨吸収量が少なくなるので，#8のラウンドバーにて丁寧にブロック骨をトリミングする(図24)．その際に，生理食塩水にて十分なクーリングを行い，ブロック骨が熱変性しないように注意が必要である．また，ブロック骨は歯およびインプラントに接触しないように1mmは離れるようにトリミングする．ブロック骨が歯に接触していると同部のポケットが感染源となる可能性があり，非吸収性メンブレンを歯に接触させないのと同じ理屈である．最終的には，ブロック骨と歯およびインプラントとの間隙には粉砕骨を填塞する．

■ ブロック骨のトリミング

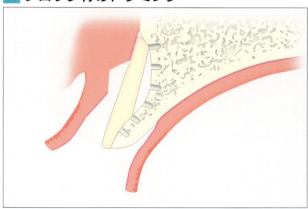

図24-1　ブロック骨をトリミングし，母床骨との接触面積が広ければ，骨癒合が早く，また骨吸収量が少なくなる．

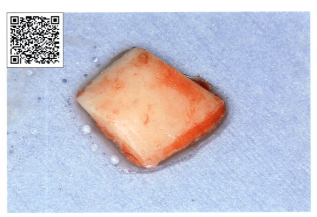
図24-2 下顎枝部から採取したブロック骨.

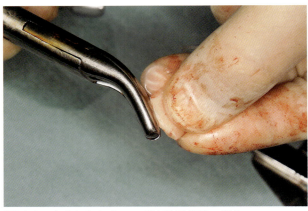
図24-3 大まかなトリミングは破骨鉗子で行う.

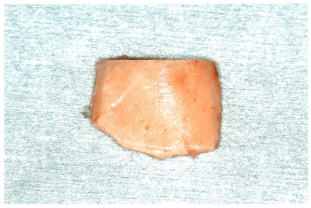
図24-4 破骨鉗子にてトリミングしたブロック骨.

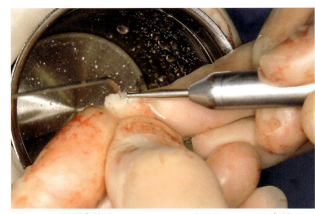
図24-5 生理食塩水にてクーリングしながら，母床骨との接触面積が最大限になるように＃8のラウンドバーにてブロック骨をトリミングする．ブロック骨は歯およびインプラントに接触しないように1mmは離れるようにトリミングする.

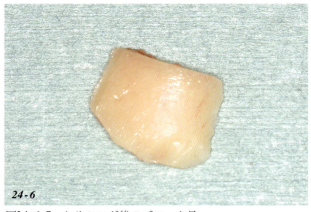
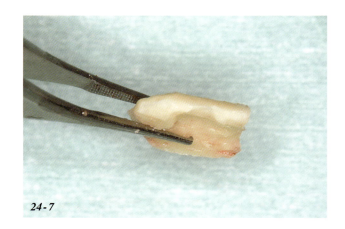
図24-6, 7 トリミング後のブロック骨.

8 ブロック骨の強固な固定

　母床骨との接触面積が広くなるようにトリミングすれば、大きなブロック骨でも1本のマイクロスクリュー（長径1.5mm）で強固に固定できる（図25, 26）。ブロック骨の固定が不十分であったり、母床骨との接触が不良であったりすると、骨癒合が悪く、また骨吸収量が大きくなる。したがって、1本のマイクロスクリューでブロック骨に動揺があるような場合は、安易にマイクロスクリューを1，2本追加せずに、ブロック骨をしっかりと母床骨と接触させ、再度固定をやり直すか、再度トリミングを行うべきである。

　ブロック骨の鋭縁が粘膜の裂開を生じ、そこから感染が起こる可能性があるので、鋭縁のトリミングを怠ってはいけない（骨固定後でもよい）。

■ マイクロスクリューによるブロック骨の強固な固定①

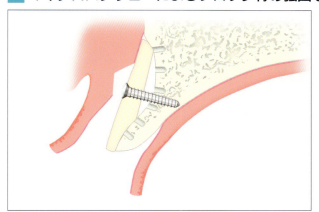

図25-1　母床骨との接触面積が最大となるようにしてトリミングされたブロック骨を1本のマイクロスクリューにて強固に固定する。

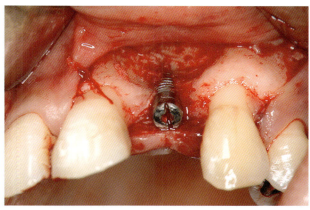

図25-2　水平的骨造成に加え、垂直的骨造成が必要なときは、高さ2mmのヒーリングアバットメントをインプラントに連結するのがポイントである。

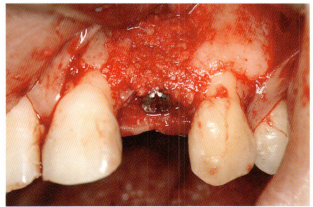

図25-3　裂開にて露出したインプラント表面を粉砕骨で被覆する。

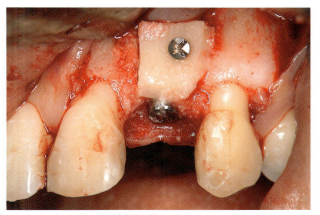

図25-4　母床骨との接触面積が広くなるようにブロック骨をトリミングし、マイクロスクリュー（長径1.5mm）で強固に固定する。

■ マイクロスクリューによるブロック骨の強固な固定②

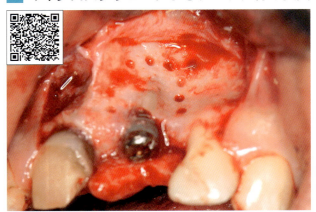

図26-1　骨面の掻爬，perforator の形成および隣接歯のルートプレーニングの完了．

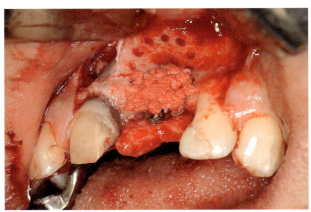

図26-2　裂開にて露出したインプラント表面を粉砕骨で被覆する．

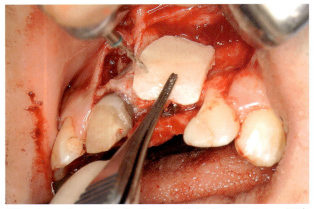

図26-3　トリミングしたブロック骨をピンセットにて固定する．

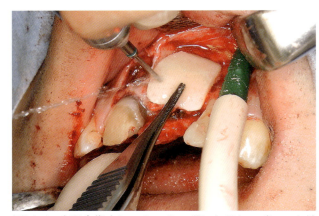

図26-4　生理食塩水にてクーリングしながら，ブロック骨と母床骨をドリリングする．歯およびインプラントを損傷しないように注意をする．

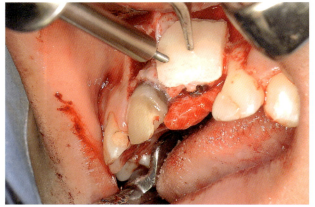

図26-5　1本のマイクロスクリュー（長径1.5mm）でブロック骨を強固に固定する．

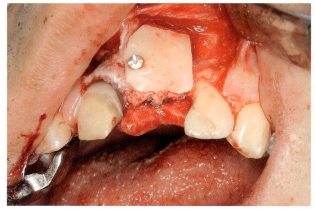

図26-6　ブロック骨の鋭縁が粘膜の裂開を生じ，そこから感染が起こる可能性があるので，鋭縁のトリミングを怠ってはいけない．

9 母床骨とブロック骨との間隙を粉砕骨にて填塞

　ブロック骨をマイクロスクリューで固定し，そのまま縫合した場合は，骨形成される前に母床骨とブロック骨との間隙に軟組織が進入してしまうため，骨癒合が悪く，また骨吸収量が大きくなる．したがって，ブロック骨移植の際には，粉砕骨やsuction-trapped boneにてこの間隙を完全に填塞することが重要である（図27, 28）．

　粉砕骨やsuction-trapped boneはそのまま用いると，与形性がないことから移植後に移動しやすい．採血した静脈血と混合・攪拌し，凝固を待ってから，ガーゼにて血清の除去と混合物の圧縮を行うことにより，与形性を有するようになるとともに，移植後の移動が制御できるようになる（図29）．ただし，移植部に出血があると与形性がなくなるので，確実な止血と移植部でのガーゼによる再度の圧縮が必要となる．

　ブロック骨移植を行い，メンブレンを併用される先生もいるが，上記の術式を行えば，メンブレンの必要もない．むしろ，メンブレンを使用することにより，骨膜からの血行や骨新生能を遮断してしまうことになるので，使用すべきではない．ただし，間隙填塞に自家骨以外を用いる場合は，メンブレンを使用すべきである．

■ 母床骨とブロック骨との間隙を粉砕骨にて填塞①

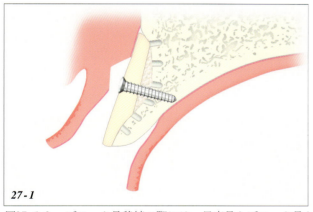
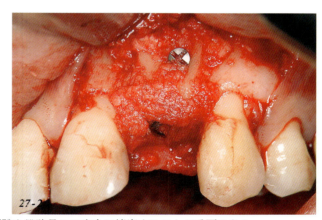

図27-1, 2　ブロック骨移植の際には，母床骨とブロック骨との間隙を粉砕骨にて完全に填塞することが重要である．

■ 母床骨とブロック骨との間隙を粉砕骨にて填塞②

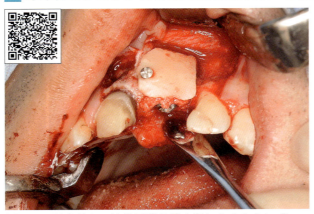

図28-1 母床骨との接触面積が最大限になるようにブロック骨をトリミングして固定しても，母床骨とブロック骨との間に間隙が生じる．

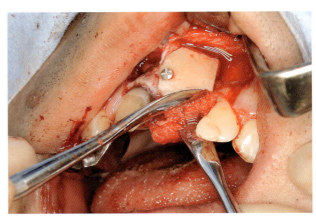

図28-2 粉砕骨と静脈血の混合物を歯槽頂部に剥離子にて填塞する．

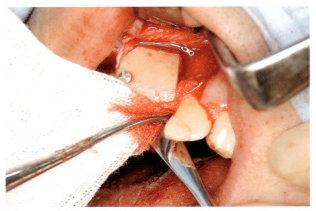

図28-3 血液にて粉砕骨がばらける場合はガーゼにて血液を吸い取る．

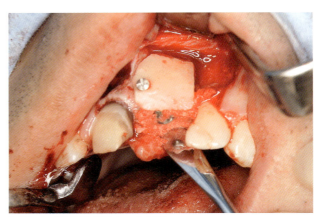

図28-4 粉砕骨が固まった状態．

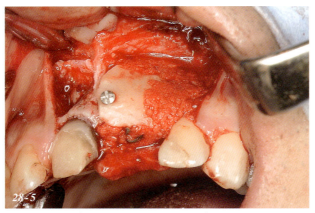

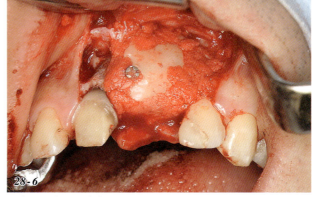

図28-5, 6 母床骨とブロック骨との間隙およびブロック骨と歯との間隙に粉砕骨を填塞する．

粉砕骨と静脈血の混合物

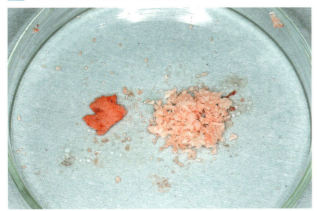

図29-1 右はボーンミルにて粉砕した骨(粉砕骨：particulate bone)で，左はボーンコレクターにて回収した骨(suction-trapped bone)．

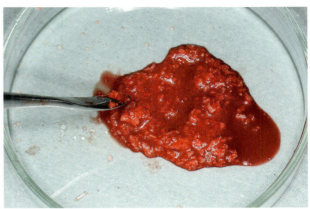

図29-2 粉砕骨とsuction-trapped boneに採血した静脈血1 ccを混合・攪拌する．

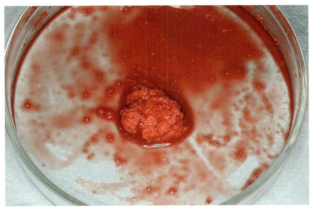

図29-3 凝固後の骨と静脈血の混合物．

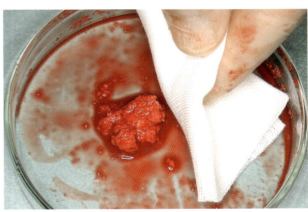

図29-4 凝固後にガーゼにて血清を除去する．

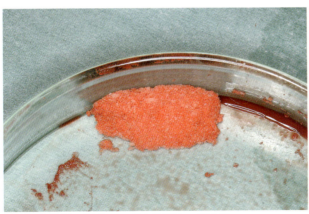

図29-5 血清を除去した骨と静脈血の混合物．

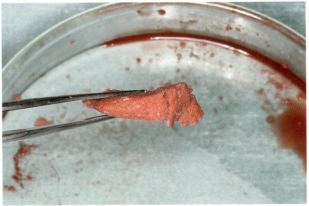

図29-6 骨と静脈血の混合物に与形性ができるので，ピンセットで把持が可能となる．

10 創哆開を生じない縫合

　縫合の際には，まず flap の raw surface 同士が接触（raw-to-raw）するように配慮すべきであり，もし raw-to-epi（epithelium：粘膜上皮）や epi-to-epi になるようであれば，flap の辺縁の粘膜上皮を剥ぐ必要があり，この手技を de-epithelialization（粘膜上皮を剥ぐこと）とよぶ（図30）．新しい＃15c のメスを用い，粘膜上皮を 2 〜 3 mm 幅，厚み0.5mm で剥ぐように除去する．メスが使いづらい部位にはハサミを用いるとよい．また，ダイヤモンドバーで粘膜上皮を削り取ってもよい．

　骨造成の際は，歯槽頂部水平切開の key suture 部（隣接歯部とその真ん中，欠損の近遠心径が長い場合は 8 mm 間隔で）に水平マットレス縫合を行い，そのあと 3 mm 間隔で縦切開も含めて切開全体に単純縫合を行う（図32, 33，詳細は第 1 章 インプラント外科基本手技 p32, 33）．

■ de-epithelialization

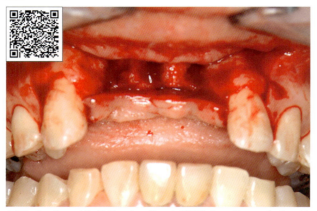

図30-1　de-epithelialization 前．口蓋側 flap がこのままでは縫合により，唇側 flap の raw surface と口蓋側 flap の粘膜上皮（epithelium）が raw-to-epi となり，創哆開が生じる．

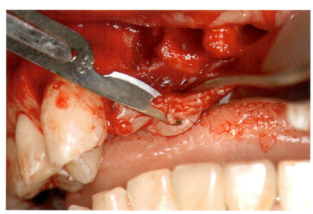

図30-2　新しい＃15c のメスを用い，粘膜上皮を 2 〜 3 mm 幅，厚み0.5mm で剥ぐように除去する．

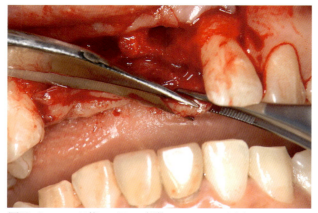

図30-3　メスが使いづらい部位にはハサミを用いるとよい．

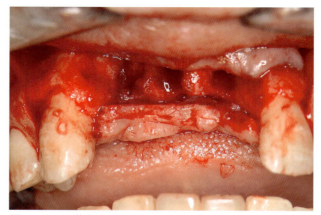

図30-4　口蓋側 flap の de-epithelialization により flap の raw surface 同士が接触（raw-to-raw）するようになる．

第 2 章 骨造成術のポイント

■ frap 同士の 5 mm オーバーラップの再確認

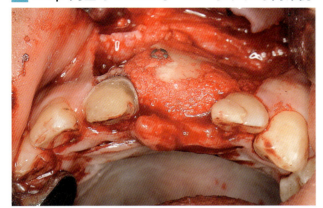

図31-1 自家ブロック骨による骨造成が完了．

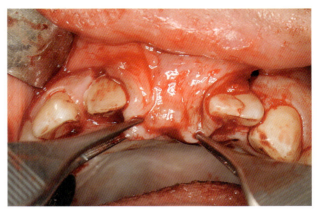

図31-2 緊張のない縫合のために，flap 同士の 3〜5 mm オーバーラップの再確認を行う．不十分であれば，追加の減張切開を加える．

■ 水平マットレス縫合と単純縫合（上顎中切歯欠損症例）

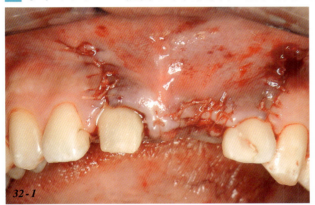

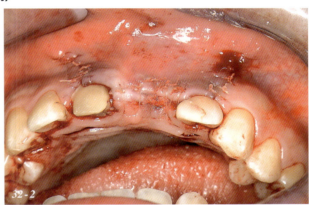

図32-1, 2 水平マットレス縫合は唇側・口蓋側 flap の辺縁から 3 mm 離れた所に針を刺入し，そしてその 3 mm 水平に離れた所に刺入した後，縫合糸を結紮する．縫合の際には，きつく締めつけると，flap の辺縁部が壊死し，縫合糸が外れて，創哆開が生じるので，締めすぎないことが重要である．縦切開は単純縫合のみでよい．

■ 水平マットレス縫合と単純縫合（上顎前歯 3 歯欠損症例）

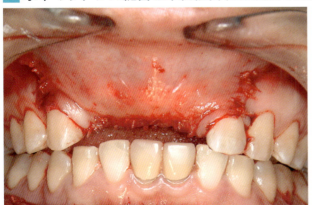

図33-1 垂直的造成量が 8 mm あり，flap 全体が歯冠側に移動し，縦切開部が同じ部位に復位できなかったので，flap の隅角部をトリミングし，縦切開の縫合を行った．

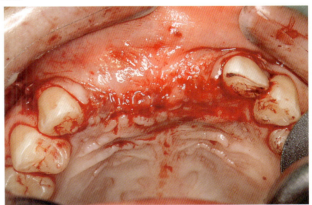

図33-2 歯槽頂水平切開を角化粘膜ギリギリの唇側に加えたにもかかわらず，垂直的造成量が 8 mm と多かったので，縫合部が歯槽頂から口蓋側になった．このような場合は，確実な flap 同士の 5 mm オーバーラップと口蓋側 flap の de-epithelialization が成功のポイントである．

75

11 治癒期間中の骨移植部の免荷

　治癒期間中の骨移植部に負荷がかからないように暫間補綴装置を用いたほうがよい（図34）．支台歯となる天然歯が少ない場合は，暫間インプラントを併用して固定式暫間補綴装置を用いるか，あるいは最終インプラントによる即時荷重にて暫間補綴装置を装着すべきである（図35）．中間欠損可撤性義歯は粘膜との接触を避けて使用可能であるが，遊離端義歯は使用すべきではない．遊離端欠損症例で残存歯の補綴が必要な場合は，カンチレバー付きの固定式暫間補綴装置を治癒期間中に用いるとよい（図36）．また，前歯部多数歯欠損症例では，可撤性義歯ではなく，アドヒージョンタイプの暫間補綴装置を用いることにより，確実な免荷とすぐれた審美性が得られる（図37）．

■ 骨移植直後の暫間補綴装置

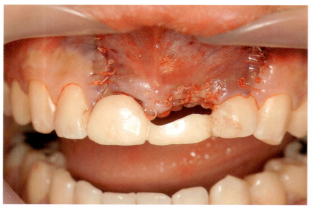

図34-1　上顎中切歯欠損症例で術後の腫脹による骨移植部の負荷を避けるために，テンポラリーブリッジのポンティック部と骨移植部粘膜の間隙を3mm設ける．

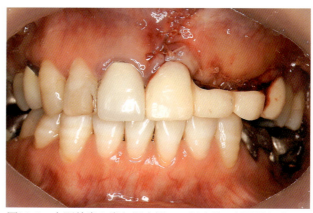

図34-2　上顎前歯2歯欠損症例での術直後の暫間補綴装置．

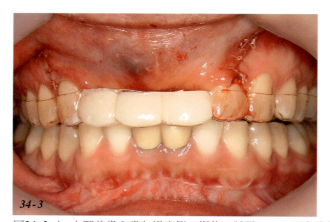

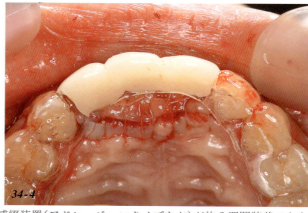

図34-3，4　上顎前歯3歯欠損症例で術後の腫脹により固定式暫間補綴装置（アドヒージョンタイプなど）が約2週間装着できないので，エルゴジュールにて可撤式暫間補綴装置を製作し，ポンティック部を粘膜から3mm離しておく．

■ 最終インプラントによる即時荷重の暫間補綴装置

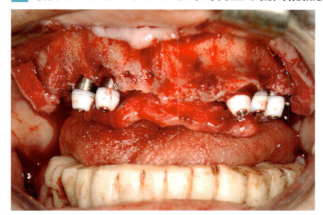

図35-1　上顎無歯顎症例で正中部から右側第一小臼歯部に水平的骨欠損がある．

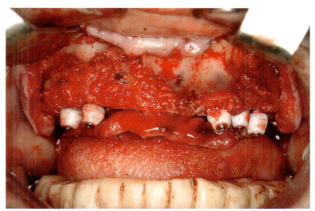

図35-2　2枚のブロック骨移植にて水平的骨造成を行う．

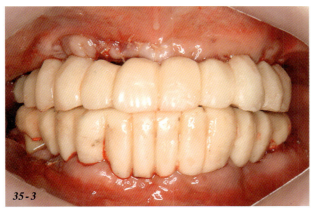

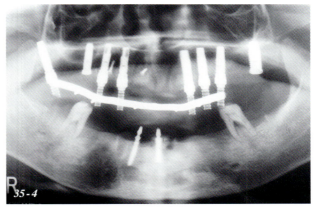

図35-3,4　即時荷重のために即日に暫間補綴装置を装着し，骨移植部に負荷がかからないように間隙を設ける．

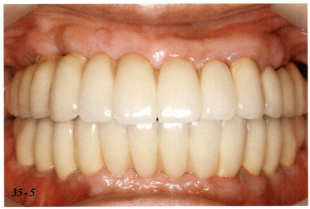

図35-5,6　上下顎最終補綴装置装着後，機能的にも審美的にも良好となった．

■ カンチレバー付き固定式暫間補綴装置

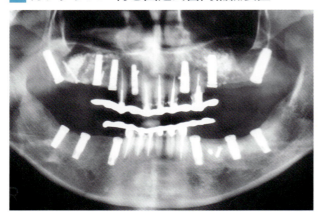

図36 遊離端欠損症例で残存歯の補綴が必要な場合は，カンチレバー付きの固定式暫間補綴装置を治癒期間中に用いるとよい．

■ アドヒージョンタイプの固定式暫間補綴装置

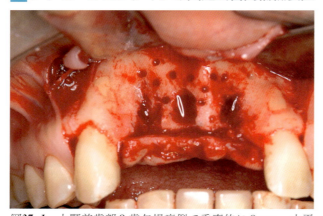

図37-1 上顎前歯部3歯欠損症例で垂直的に8mm，水平的に10mmの骨造成が必要である．

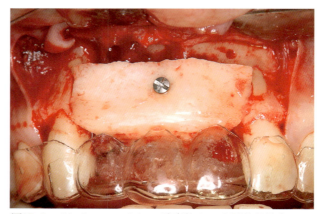

図37-2 chin bone graftにて垂直的かつ水平的骨造(saddle graft)を行う．

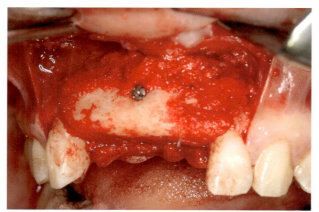

図37-3 母床骨とブロック骨との間隙を粉砕骨にて填塞．

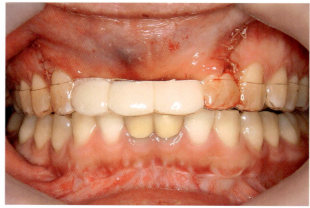

図37-4 術直後のエルゴジュール製可撤式暫間補綴装置(図34-3, 4を参照)．

第 2 章　骨造成術のポイント

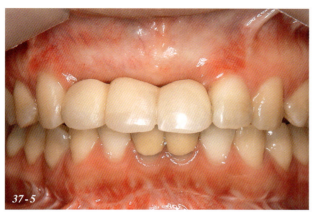
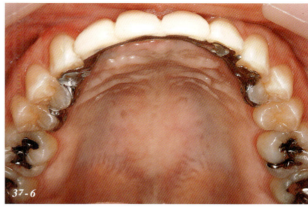

図37-5, 6　術後3週目にアドヒージョンタイプの暫間補綴装置に変更.

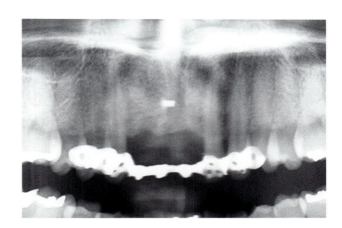

図37-7　アドヒージョンタイプの暫間補綴装置装着後.

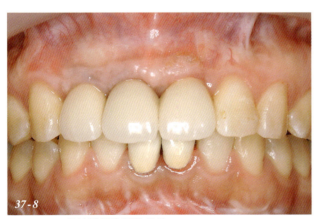
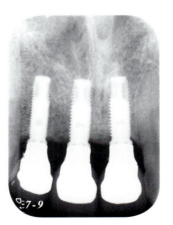

図37-8, 9　最終補綴装置装着後.

12 術後

■ 骨移植後のデンタルエックス線写真

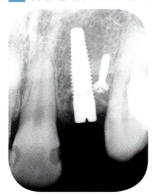

図38 垂直的骨造成も必要なので，高さ2mmのヒーリングアバットメントをインプラントに連結し，インプラントおよび犬歯に接触しないようにマイクロスクリューでブロック骨を固定している．

■ 術前および最終補綴装置装着後

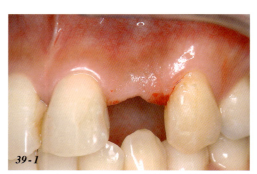
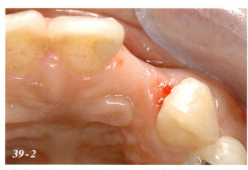
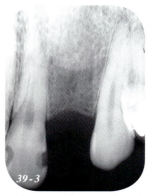

図39-1～3 他院にて6か月前に上顎左側側切歯の抜歯を受け，インプラント治療を希望して来院した(図39-1, 2)．欠損部粘膜に異常はなく，thin, scalloped periodontal biotype であった．口腔内所見にて歯の欠損部には，水平的に4mm，垂直的に2mmの歯槽骨吸収があると想定できた．デンタルエックス線写真(図39-3)にて，歯の欠損部の中央部に2mmの垂直的骨吸収があるものの，上顎左側中切歯遠心部および犬歯近心部の歯槽骨吸収はなかった．したがって，インプラント埋入と同時に下顎枝部よりの骨採取にて，veneer graft を主体とした自家ブロック骨移植を予定した．

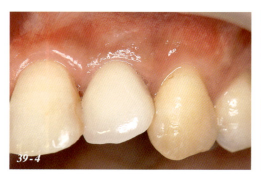
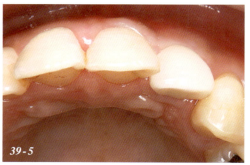
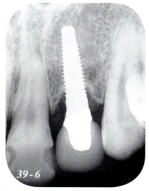

図39-4～6 ジルコニアアバットメントを連結し，プロセラオールセラミッククラウンを装着した(図39-1)．歯槽頂部の水平切開を角化粘膜の範囲内で唇側に加えることにより，この程度の骨造成であれば，口腔前庭拡張術は必要なく，角化粘膜の移行等の軟組織の状態は良好である．初診時の水平的陥凹は完全に改善された(図39-2)．骨移植6か月後のアバットメント連結時にマイクロスクリューは撤去した．両隣接歯の歯槽骨頂部でインプラントのプラットフォームより歯冠側に1.5mmの垂直的骨新生があり，歯間乳頭の再建に寄与している．

第3章

骨採取

1 はじめに

2 下顎枝部からの骨採取

3 オトガイ部からの骨採取

1 はじめに

インプラント治療における自家骨採取部位は，腸骨[47,48]，頭蓋骨[49]，脛骨[50]，上顎骨[51]，下顎骨[1,17,30,33~39,41,48,53,54]などである．欧米では頭蓋骨が用いられることが多いが，日本では一般化していない．上顎骨では上顎結節部が採取部位となるが，骨量・骨質の点で利用価値は少ない．したがって，腸骨，脛骨，下顎骨が一般的である．

腸骨稜は術後の骨吸収は少ないが，海綿骨の骨吸収が大きく，骨造成が期待どおりになりにくい．さらに，骨質が軟らかいなどの問題があり，患者の犠牲が大きい割にはメリットが少ない．

それに対して，脛骨移植は局所麻酔下で，かつ通院で手術が可能であり，かなりの骨採取量が期待できるので，口腔内からの骨採取では骨量が不足な症例には適していると考えられる（表1，図1）．

日常遭遇する症例のほとんどは，オトガイ部・下顎枝からの骨採取で対応可能であり，大きな骨欠損には歯槽骨延長術単独，あるいは下顎骨からの骨移植との併用が有効であり，安易な腸骨移植は避けるべきである．

下顎骨からの骨採取をする場合，その部位はオトガイ部や下顎枝部である．当初はオトガイ部が主流であったが，骨髄を採取してしまうと，一過性の下顎前歯部の知覚異常が生じることから，最近では合併症がほとんど起こらない，下顎枝部が第一選択となっている（表2）．しかも，オトガイ孔の5mm遠心から下顎上行枝の中央まで採取可能なので，片側の採取でもオトガイ部からの採取量よりも多い．しかし，骨髄も必要とする口唇口蓋裂の顎裂部再建などの症例には，今もなおオトガイ部からの骨採取が有用と考えられている．

表1 自家骨採取部位の比較.

	腸骨	脛骨	下顎骨
骨採取	難	難	易
骨質	骨髄	皮質骨・骨髄	皮質骨・骨髄
麻酔	全身	局所	局所
入院	要	不要	不要
骨吸収	30～50%	10～20%	10～20%

第 3 章　骨採取

■ 脛骨移植症例

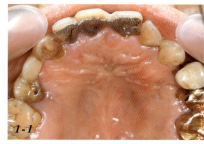
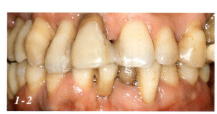
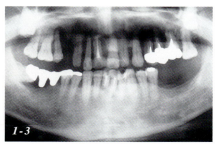

図1-1〜3　上顎左側中切歯・側切歯および上顎両側第二大臼歯以外は辺縁性歯周炎が進行し，抜歯適応と診断した．

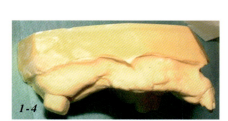
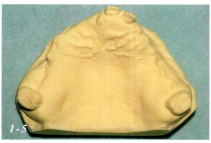
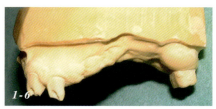

図1-4〜6　抜歯後の石膏模型から両側臼歯部の最大垂直的に10mmの骨吸収および犬歯間幅径の10mm狭小が認められた．

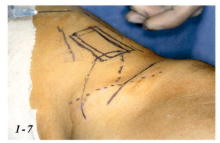
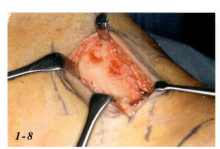
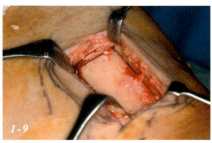

図1-7〜9　口腔内からの骨採取では骨量が不足であること，また歯槽骨延長術が適用しにくい骨欠損様式であることから，脛骨移植を行うこととした．

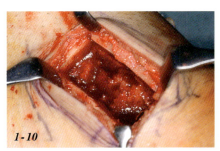
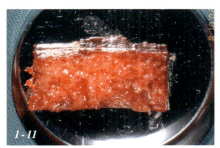
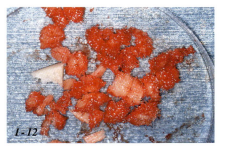

図1-10〜12　2×4cmの皮質海綿骨ブロックと海綿骨を採取した．

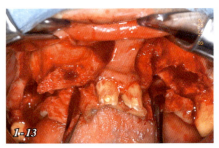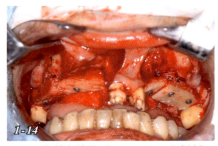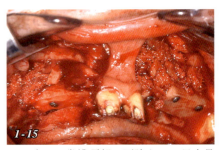

図1-13〜15　歯槽頂部がまったくなかったので，皮質海綿骨ブロックを4分割（各1×2 cm）し，歯槽頂部の再建をし，母床骨とブロック骨との間隙に海綿骨を填塞した．

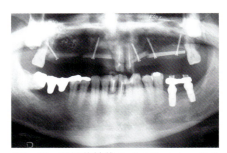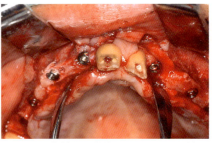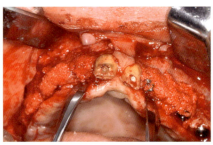

図1-16　脛骨移植後のパノラマエックス線写真．

図1-17　移植骨の幅径は10mmから約7mmと減少したものの，高径には変化がなく，インプラントは理想的なポジションに埋入できた．

図1-18　suction-trapped boneにて歯槽頂部の水平的骨造成を行った．

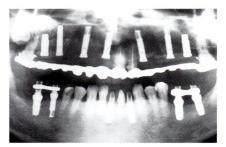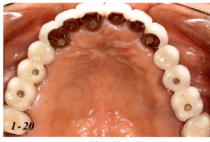

図1-19　インプラント埋入後のパノラマエックス線写真．

図1-20, 21　最終補綴装置装着後．犬歯間幅径が回復し，歯頸ラインも審美的に満足のいく結果となった．

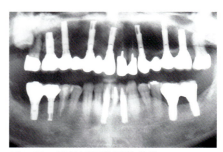

図1-22　最終補綴装置装着後のパノラマエックス線写真．

表2　オトガイ部と下顎枝部の比較．

	オトガイ部	下顎枝部
骨採取のしやすさ	容易	比較的容易
骨質	皮質骨と海綿骨	おもに皮質骨
採取量の限界	1×1.5×5 cm（最大）	0.5×3×12cm（両側で最大）
合併症	下顎前歯部の知覚異常　下唇の知覚低下	無

2 下顎枝部からの骨採取

▶ 切開

切開は小臼歯部の口腔前庭部から始め，臼後三角部の外側から外斜線上に続ける．または逆に，外斜線上から始め，小臼歯部の口腔前庭部に続けてもよい．近遠心径が2cm以下のブロック骨採取では，遠心部切開は咬合平面を超えないように#15メスで加える．近遠心径が2cmを超えるブロック骨採取では，遠心部切開の咬合平面を超える部位は止血を兼ねて電気メスで切開する（表3，図2）．下顎臼歯部の骨造成の際には，欠損部に隣接する歯の近心部に縦切開と歯肉溝切開を加え，欠損部の歯槽頂切開を臼後三角まで入れ，外斜線上に続ける．

表3 下顎枝部の骨採取の切開．

- 小臼歯部の歯肉頰移行部から始める
- 臼後三角部の外側から外斜線上に続ける
- 2cm以下の骨採取では，遠心部切開は咬合平面を超えないように
- 2cmを超える骨採取では，遠心部切開の咬合平面を超える部位は止血を兼ねて電気メスで切開する

■ 切開

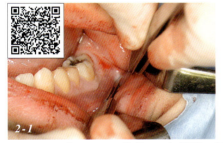
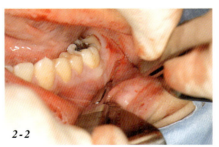
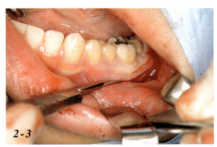

図2-1〜3 指あるいは筋鉤にて切開部に緊張を与えて，#15メスにて外斜線上から口腔前庭部に切開を加え，近心は小臼歯部までとする．その際，粘膜および骨面に直角にメスを当てる．

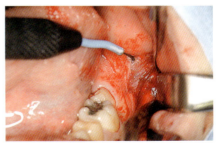

図2-4 遠心部切開は咬合平面を超える部位は止血を兼ねて電気メスで切開する．

剥離と術野確保

2本の剥離子を使い，骨面を直角に擦った結果として剥離する．かなり近心まで骨採取するときは，必ずオトガイ孔を明示し，オトガイ神経損傷を回避すべきである．術野を確保するために逆反り筋鉤を用いるとよい（図3，4）．また，多くの骨を採取する場合は，下顎枝前縁部にswallow-tail retractorを用いると術野を確保しやすい（図3）．

逆反り筋鉤とswallow-tail retractor

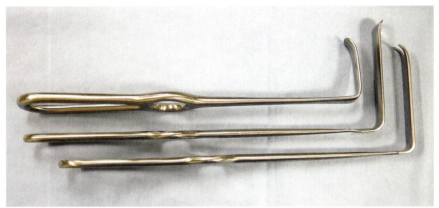

図3-1 上が通常の筋鉤（4cm），中が逆反り筋鉤で下顎枝部の外側面の術野が確保しやすいように通常の筋鉤と反りが逆である，下がswallow-tail retractor.

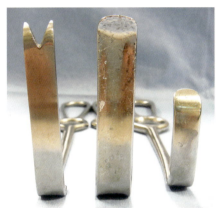

図3-2 右が通常の筋鉤（4cm），中が逆反り筋鉤，左がSwallow-tail retractorで下顎枝前縁部に筋鉤の窪みが合うので，下顎枝前縁部の術野が確保しやすい．

術野の確保

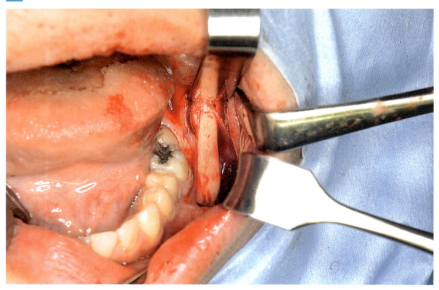

図4 逆反り筋鉤とSwallow-tail retractorを用いることにより，下顎枝部の外側面と下顎枝前縁部の術野が確保しやすくなる．

第3章 骨採取

▶ 骨切り線

　すべての部位の骨切りには，アングルヘッドのコントラハンドピースではなく，ストレートハンドピースを用いるべきである．頬棚部あるいは外斜線に沿っての下顎枝部の外斜線部骨切りは，開口器にて開口させた状態で，#700のフィッシャーバーを使い，皮質骨を完全にカットする．垂直骨切りの場合，術野の確保のために，開口ではなく閉口させた状態で，#700のフィッシャーバーを使い，皮質骨を完全にカットする．下部骨切りも，閉口させた状態で，#8のラウンドバーにて皮質骨にバーの半径分の深さで刻みを入れる．皮質骨を完全にカットする必要はない(図5)．骨切り線の連結部は，完全に皮質骨をカットしないと予定外の部位で破折することになるので，注意が必要である(図6)．

■ 下顎枝部の骨採取の骨切り線

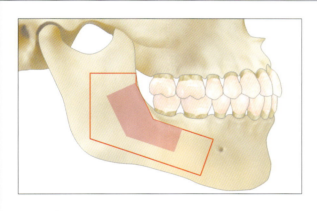

- 外斜線部骨切り
  ストレートハンドピース
  #700 フィッシャーバー
  開口

- 垂直骨切り
  ストレートハンドピース
  #700 フィッシャーバー
  閉口

- 下部骨切り
  ストレートハンドピース
  #8 ラウンドバー
  閉口

図5　bone sawや超音波メス(piezosurgery)を用いる先生もいるが，皮質骨と海綿骨の境界のわかりやすさ，切削効率を考慮すると，ストレートハンドピースにてフィッシャーバーとラウンドバーを用いるのがベストと考える．

■ 骨切り

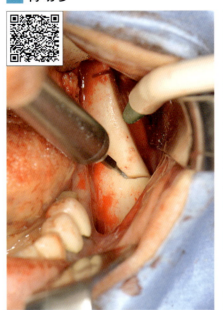

図6-1 まず，採取骨の近遠心径（本症例では20mm）を決めるために，#700フィッシャーバーにて下顎枝前面部の骨切りを行う（垂直骨切り）．

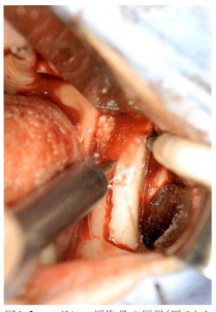

図6-2 つぎに，採取骨の幅径（厚み）を決めるために，#700フィッシャーバーにて下顎枝前面部の骨切りを行う（外斜線部骨切り）．J-graft用に採取したい場合は5〜6mmとし，皮質骨のみの厚みであれば，3mmとする．

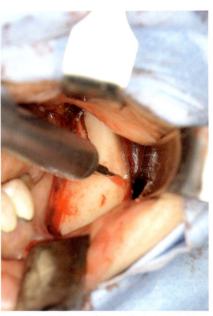

図6-3 採取骨の高径を決めるために，#700フィッシャーバーにて下顎枝外側面の骨切りを行う（垂直骨切り）．この際は，閉口したほうが行いやすい．

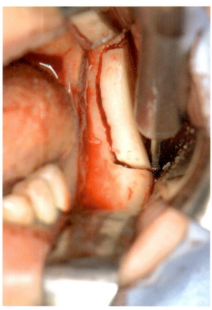

図6-4 下部骨切りは，もっとも骨切りをしにくい部位であり，閉口させた状態で，逆反り筋鉤にて術野を確保しながら，#8ラウンドバーを用いるとよい．

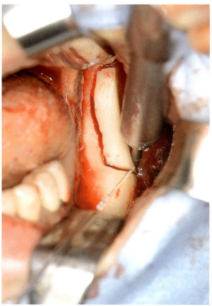

図6-5 皮質骨に#8ラウンドバーの半径分の深さで刻みを入れ，皮質骨を完全にカットする必要はない．

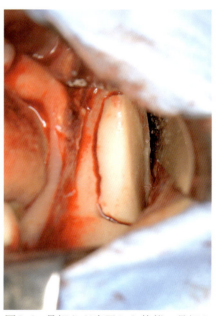

図6-6 骨切りが完了した状態．骨切り線の連結部は完全に皮質骨をカットしないと，予定外の部位で破折することになるので，注意が必要である．

第3章 骨採取

骨ノミによる骨切り

薄目の片刃骨ノミを斜面部が外側に向くように用いる．1か所に骨ノミを深く入れず，外斜線の骨切り部全体を，浅めから徐々に深く骨切りしていく．下歯槽神経の損傷を避けるために，下顎枝外側皮質骨に平行で，皮質骨を剥ぐようなイメージで骨ノミにて骨切りを行うのがポイントである（図7, 8）．

骨ノミによる骨切りのポイント

図7　両刃の薄い骨ノミでも皮質骨を剥ぐように使えば問題ないが，初心者には片刃のほうが安全である．片刃骨ノミの場合は刃の向きを間違えないようにしないと下歯槽神経の損傷が起こる可能性がある．

- 薄目の片刃骨ノミを斜面部が外側に向くように用いる
- 1か所に骨ノミを深く入れず、外斜線部骨切り部全体を、浅めから徐々に深く骨切りしていく
- 下歯槽神経の損傷を避けるために、下顎枝外側皮質骨に平行で、皮質骨を剥ぐようなイメージで骨切りを行う

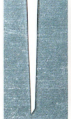
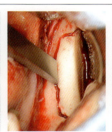

骨ノミによる骨切り

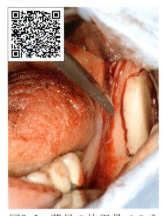

図8-1　薄目の片刃骨ノミを斜面部が外側に向ける．

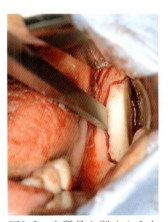

図8-2　皮質骨を剥ぐようなイメージで行う．

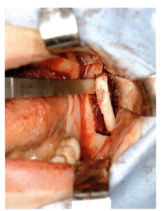

図8-3　1か所に骨ノミを深く入れず，外斜線部骨切り部全体を浅くから深くに骨切りしていく．

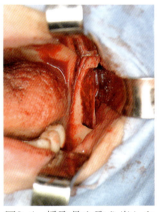

図8-4　採取骨を取り出した状態．海綿骨が露出している．

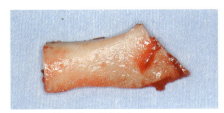

図8-5　採取骨の外側面．

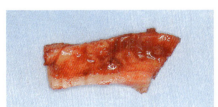

図8-6　採取骨の内側面．

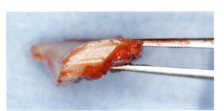

図8-7　採取骨の側面．

▶ トレフィンバーによる骨採取(図9〜11)

　粉砕骨を用いる際は，外径約6〜8mmのトレフィンバーにて頰棚部や外斜線部の皮質骨を半円状に骨切りし，小骨片を採取したあとに，ボーンミルにて粉砕する．大きなブロック骨を採取した場合は，ブロック骨採取の下部よりトレフィンバーにて小骨片を採取する(図9〜11).

■ トレフィンバーによる骨採取(ブロック骨採取の近心部より①)

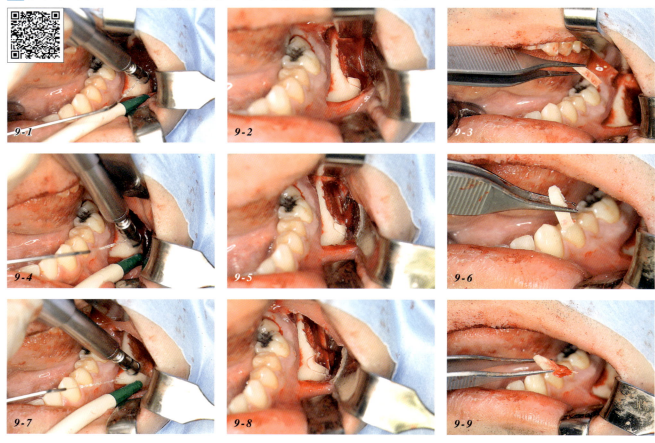
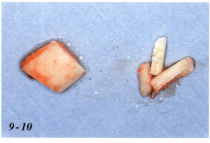

図9-1〜3　ブロック骨採取の近心部より骨切りし，骨ノミにて骨小片を採取．
図9-4〜6　より近心部から同様の手技にて骨小片を採取．
図9-7〜9　さらに近心部から同様の手技にて骨小片を採取．
図9-10　採取したブロック骨と粉砕骨用の骨小片．

第3章 骨採取

■ トレフィンバーによる骨採取（ブロック骨採取の近心部より②）

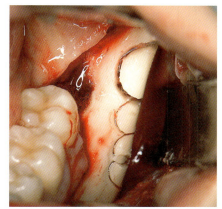
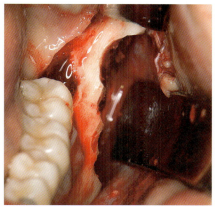
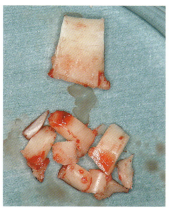

図10-1　最遠心にブロック骨採取の骨切り線（#700フィッシャーバーにて）と，その近心部に骨小片採取の骨切り線（外径6 mmのトレフィンバーにて）.

図10-2　骨採取後の状態.

図10-3　採取したブロック骨と粉砕骨用の骨小片.

■ トレフィンバーによる骨採取（ブロック骨採取の下部より）

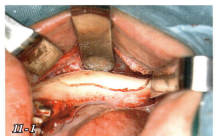
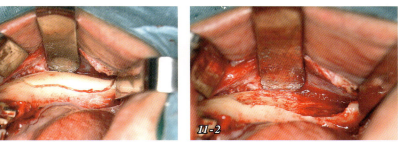

図11-1　ブロック骨採取の骨切り線.
図11-2　ブロック骨採取後の状態.

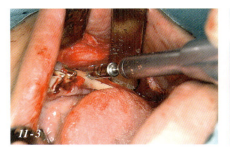
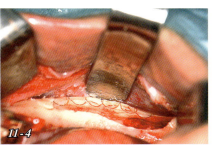

図11-3, 4　ブロック骨採取の下部に外径6 mmのトレフィンバーにて骨小片採取の骨切り線.

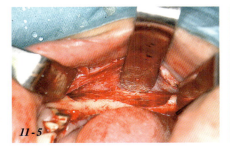
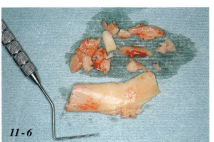

図11-5　骨小片採取後の状態.
図11-6　採取したブロック骨と粉砕骨用の骨小片.

下顎枝部からの骨採取後の処置

骨髄などからの出血があれば，サージセルなどの止血剤にて止血し（図12, 13），術後の血腫形成防止のためにテーピングを行うこともある（図14）．術後2日が腫脹のピークとなるので，術後3日目にテーピングを外すように指示しておく．

採取部には骨補填材を用いる必要はなく，約2年で80％程度の骨再生が起こるので，場合によっては同じ部位から再度の骨採取が可能である（図15）．しかし，その際には，下歯槽神経により近接していることが想定されるので，採取には細心の注意が必要である．

下顎枝部の骨採取後の止血

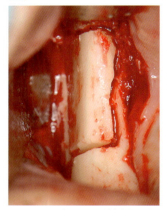
図12-1 ブロック骨採取の骨切り線．

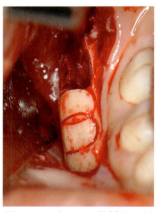
図12-2 ブロック骨採取の近心部に外径6mmのトレフィンバーにて骨小片採取の骨切り線．

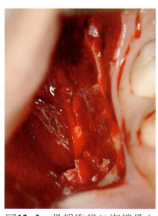
図12-3 骨採取後に海綿骨からの出血が認められる．

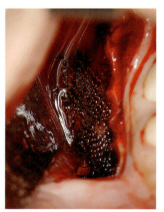
図12-4 サージセルにて止血を行う．

下顎枝部の骨採取後の止血処置が不要な症例

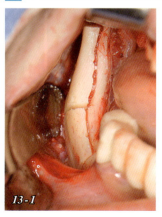
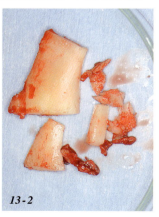
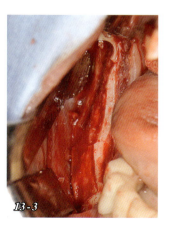

図13-1 2つのブロック骨採取の骨切り線．
図13-2 採取した2つのブロック骨と粉砕骨用の骨小片．
図13-3 採取部に海綿骨の露出がなく，出血をほとんど認めないので，止血処置は不要であった．

血腫形成防止のためのテーピング（下顎枝部）

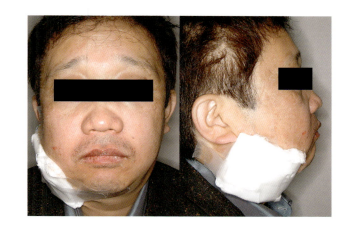

図14 術後の血腫形成防止のためのテーピング．術後2日目が腫脹のピークとなるので，術後3日目にテーピングを外すように指示しておく．

下顎枝部の骨採取から2年後の同部位からの再骨採取

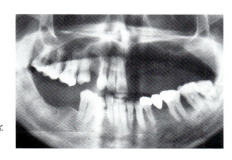

図15-1 初診時パノラマエックス線写真．

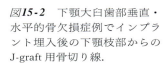

図15-2 下顎大臼歯部垂直・水平的骨欠損症例でインプラント埋入後の下顎枝部からのJ-graft 用骨切り線．
図15-3 saddle graft となるようにブロック骨をトリミングし，マイクロスクリューにて固定．
図15-4 母床骨とブロック骨との間隙を粉砕骨にて完全に填塞．

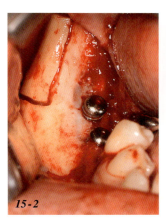
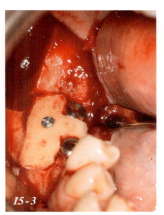
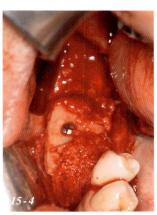

図15-5 saddle graft 後のパノラマエックス線写真．
図15-6 最終補綴装置装着後のパノラマエックス線写真．骨採取後のエックス線透過像は消失していた．

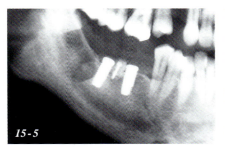
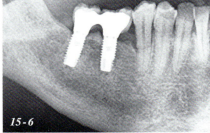

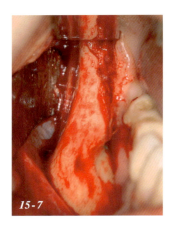 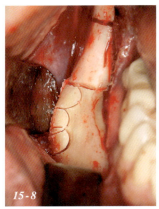 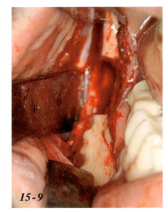

図15-7 2年前の骨採取部は約2mmの水平的骨吸収はあるものの，皮質骨は完全に再生していた．
図15-8 2年前と同部位からのJ-graft用骨切り線とトレフィンバーにて骨小片採取の骨切り線．
図15-9 骨採取後の状態で，下顎歯槽神経・血管束の露出は認められなかった．

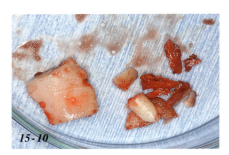 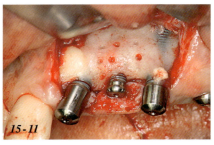

図15-10 採取したブロック骨と粉砕骨用の骨小片．
図15-11 上顎左側側切歯部にインプラント埋入を行った．

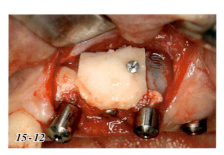 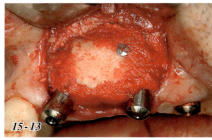

図15-12 ブロック骨をマイクロスクリューにて固定．
図15-13 母床骨とブロック骨との間隙を粉砕骨にて完全に填塞．

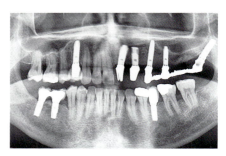

図15-14 上顎は暫間補綴装置，下顎は最終補綴装置装着後．上顎は歯槽骨延長術を骨移植前に行っていた．

第3章 骨採取

3 オトガイ部からの骨採取

▶ 切開

第二小臼歯間の口腔前庭部に緊張を与えながら，止血を兼ねて電気メスで切開する（図16）．骨膜は#15メスで切開してもよい．

▶ 剥離

2本の剥離子を使い，骨面を直角に擦った結果として剥離する．両側のオトガイ孔が明示でき，下顎骨下縁付近まで剥離を行う（図16）．

■ オトガイ部骨採取の切開・剥離

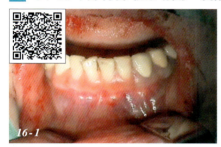 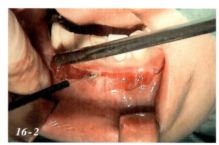 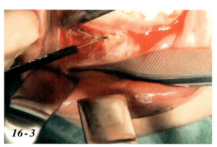

図16-1〜3　第二小臼歯間の口腔前庭部に緊張を与えながら，止血を兼ねて電気メスで切開する．

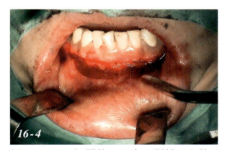 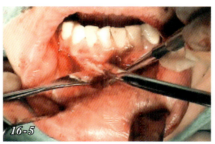 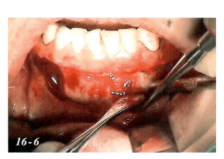

図16-4〜6　切開後，2本の剥離子を使い，骨面を直角に擦った結果として剥離する．

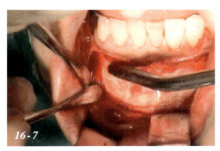 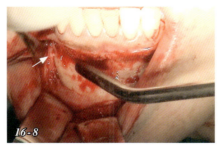 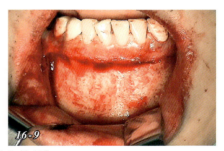

図16-7〜9　両側オトガイ孔が明示でき，下顎骨下縁付近まで剥離を行う．白矢印はオトガイ孔．

骨切り線

骨採取にて下顎前歯部およびオトガイ神経の損傷，そして顔貌の変形を生じさせないために，上部骨切り線は下顎前歯部根尖より5mm下方，下部骨切り線は下顎骨下縁より3mm上方，遠心部骨切り線はオトガイ孔より5mm近心に設定する．

骨切り深度は，移植骨に必要な厚みにより異なり，皮質骨のみの採取であれば，皮質骨のみの骨切りでよい．約10mmの厚みが必要な場合は，皮質骨と海綿骨を骨切りし，cortico-cancellous block（皮質海綿骨ブロック）を採取する．しかし，出血などの観点から，舌側皮質骨は温存し，採取すべきではない（図17，18）．

■ オトガイ部骨採取骨切り線の留意点

- 上部骨切り：下顎前歯部根尖より5mm下方
- 下部骨切り：下顎骨下縁より3mm上方
- 遠心部骨切り：オトガイ孔より5mm近心
- 骨切り深度：移植骨の必要な厚みにより，10mmの厚みの場合は皮質骨と海綿骨を骨切りし，cortico-cancellous block を採取する．舌側皮質骨は温存する．

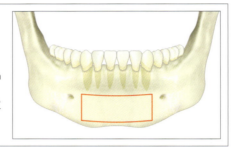

図17 オトガイ部の骨採取骨切り線の留意点．

■ オトガイ部の骨採取骨切り線

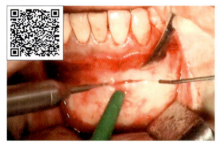

図18-1 上部骨切り線．

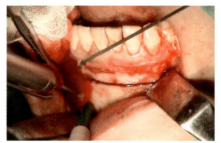

図18-2 右側遠心部骨切り線．

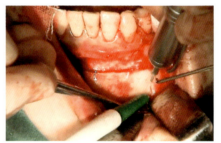

図18-3 左側遠心部骨切り線．

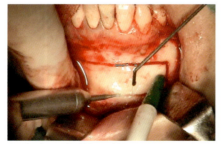

図18-4 下部骨切り線．

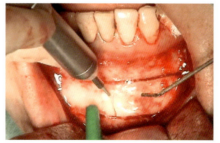

図18-5 正中部骨切り線．

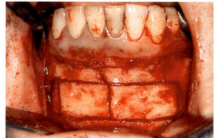

図18-6 オトガイ部より最大に骨採取する場合の骨切り線．

第3章 骨採取

▶ 骨ノミによる骨切り

　曲の骨ノミを1か所に深く入れず，骨切り部全体を，浅めから徐々に深く骨切りしていく．そして，直の骨ノミにて遠心部よりブロック骨を起こすように採取する．そのあと，残存した骨髄を舌側皮質骨から剝ぐように骨ノミにて採取する（図19）．

■ オトガイ部からの骨採取

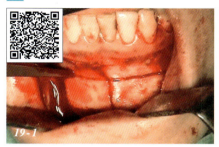
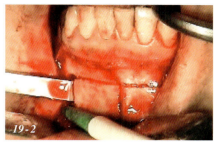
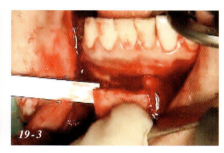

図19-1～3　右側の皮質海綿骨ブロックを骨ノミにて骨切り．

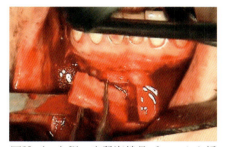
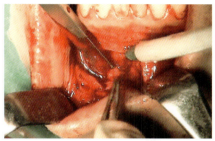
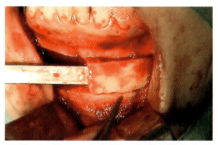

図19-4　右側の皮質海綿骨ブロックを採取．
図19-5　右側部の残存した海綿骨を骨ノミで採取．
図19-6　骨ノミを左側の舌側皮質骨と海綿骨の間に入れる．

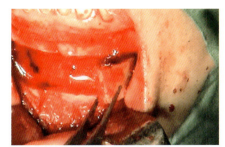
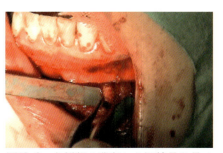
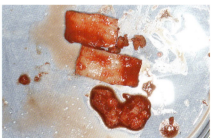

図19-7　左側の皮質海綿骨ブロックを採取．
図19-8　左側部の残存した海綿骨を骨ノミで採取．
図19-9　採取した2つの皮質海綿骨ブロックと海綿骨．

オトガイ部からの骨採取後の処置

血管や皮質骨からの出血は電気メスで止血し，骨髄などからの出血があれば，サージセルなどの止血剤にて止血し（*図20*），術後の血腫形成防止のためにテーピングを行うこともある（*図21*）．術後2日が腫脹のピークとなるので，術後3日目にテーピングを外すように指示しておく．

採取部には下顎枝部からの骨採取時と同様に，骨補塡材を用いる必要はなく，約2年で80％程度の骨再生が起こるので，場合によっては同じ部位から再度の骨採取が可能である（*図22*）．

■ オトガイ部の骨採取後の止血

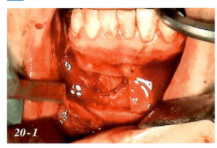
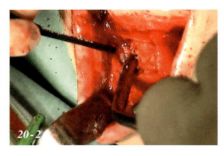

図20-1 切断した動脈からの出血．
図20-2 電気メスにて止血．

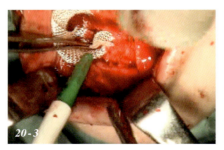
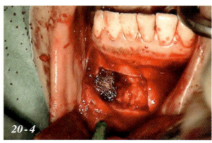

図20-3 骨髄からの出血にサージセルを用いる．
図20-4 骨髄の止血が完了．

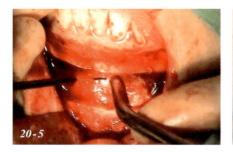
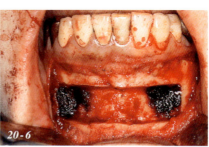

図20-5 皮質骨からの出血は電気メスで止血．
図20-6 骨採取後の止血が完了．

■ オトガイ部の骨採取後のテーピング

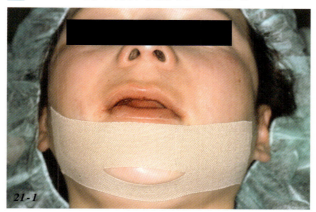
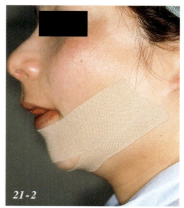

図21-1, 2　術後の血腫形成防止のためにテーピングを行うこともある．術後2日目が腫脹のピークとなるので，術後3日目にテーピングを外すように指示しておく．

■ オトガイ部の骨採取から3年後の同部位からの再骨採取

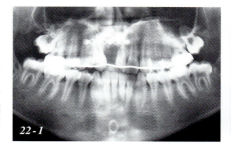
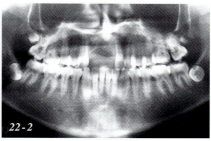

図22-1　口唇口蓋裂患者の顎裂部にオトガイ骨移植を行い，マイクロプレートにて固定．

図22-2　骨移植後に3年間歯列矯正を行い，再移植前．採取部のエックス線透過像は消失した．マイクロプレートは前もって撤去した．

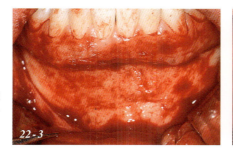
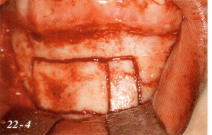

図22-3　オトガイ部の骨採取3年後の状態．採取部全体に約2mmの陥凹を認めるものの，皮質骨は完全に再生していた．

図22-4　再骨採取の骨切り線．

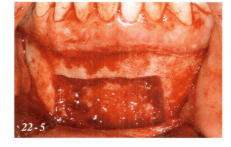
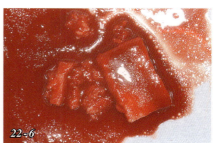

図22-5　骨採取後の状態．

図22-6　採取した皮質海綿骨ブロックと海綿骨．海綿骨の再生も認められた．

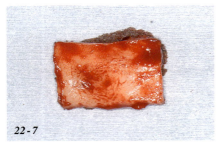 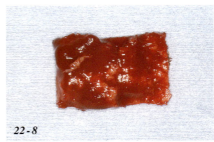 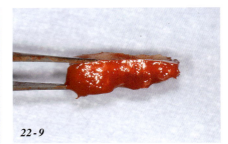

図22-7〜9 採取した皮質海綿骨ブロック．皮質骨と海綿骨の再生が認められるものの，初回採取よりそれぞれの厚みは約1mm薄く，皮質海綿骨ブロックの厚みは約7mmであった．

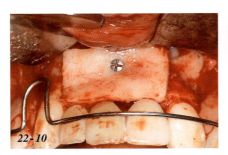 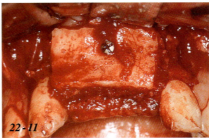

図22-10, 11 上顎前歯3歯欠損部は水平的に5mm，垂直的に4mmの骨欠損があった．ブロック骨を最終補綴装置の歯頸部ラインの高さにマイクロスクリューにて固定．

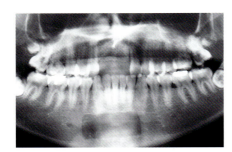

図22-12 オトガイ部骨移植後．

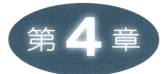

veneer graft と onlay graft

> 1 veneer graft
> 2 onlay graft

1 veneer graft

歯槽骨の水平的骨造成を veneer graft にて行う際には，粉砕骨のみで行う方法とブロック骨を主体に用いる方法とがある（図1）．
① 骨欠損量が比較的少ない
② インプラント埋入が骨移植と同時に行うことができる
③ 欠損部の基底部に骨吸収が少ない
④ 粉砕骨が骨欠損部に保持されやすい

このような症例では，粉砕骨の術後吸収量（約50％）を考慮して移植すれば，粉砕骨のみでよい（図2）．

しかし，水平的骨吸収が大きく，インプラント埋入が可能であっても，インプラントの露出が多い場合は，ブロック骨を用いた確実な水平的骨造成が必要である（図3）．特に，前歯部では唇側に3mm 程度の骨がないと，長期では歯肉退縮すると考えられている[19]．

veneer graft

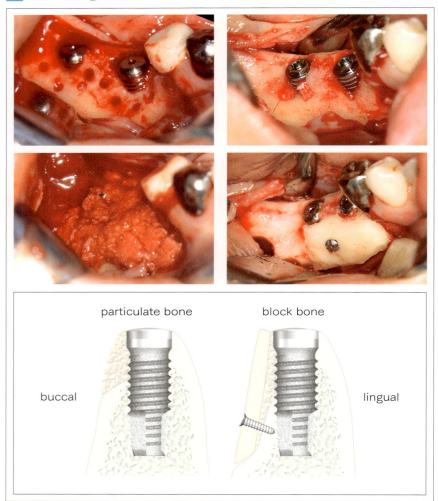

図1　veneer graft には，粉砕骨のみで行う方法（左列）とブロック骨を主体に用いる方法（右列）とがある．

粉砕骨による veneer graft

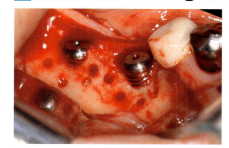

図2-1 インプラントを埋入し，頰側に裂開を認めるも，水平的欠損の基底部に骨吸収が少ない．

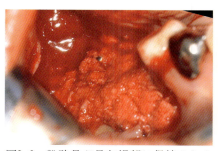

図2-2 粉砕骨が骨欠損部に保持されやすい状態なので，術後骨吸収量を考慮してカバースクリューがみえなくなるまで下顎枝部より採取した粉砕骨を移植し，メンブレンを用いずに縫合する．

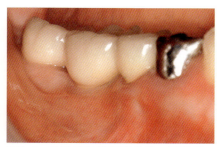

図2-3 最終補綴装置装着後，歯頸部ラインは天然歯と調和がとれており，清掃性が確保できた．

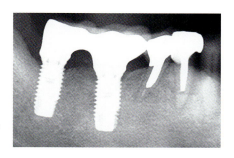

図2-4 veneer graft 5年後のパノラマエックス線写真．骨吸収は認められない．

ブロック骨による veneer graft

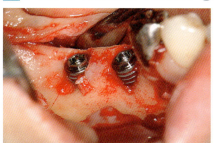

図3-1 インプラントを埋入し，頰側に裂開を認め，水平的欠損の基底部に骨吸収が多く，断崖絶壁のようである．

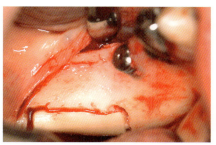

図3-2 下顎枝部より 20×15mm のブロック骨を採取するための骨切り線．

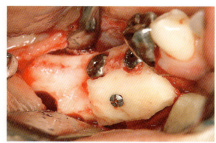

図3-3 ブロック骨をトリミングし，外径1.5mm のマイクロスクリューにて固定．

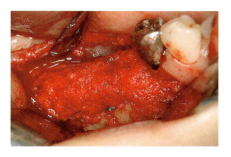

図3-4 ブロック骨と母床骨との間隙すべてを粉砕骨にて填塞．

▶ 上顎前歯部1歯欠損（図4）

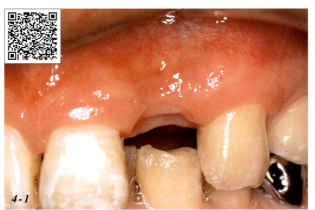
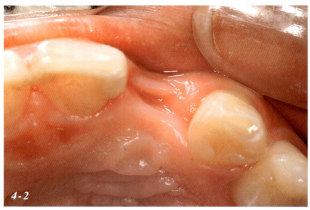

図4-1, 2　上顎側切歯を歯牙破折にて抜歯し，2か月後の状態．顎堤の水平的欠損が認められ，歯槽頂部の粘膜はまだ陥凹していた．

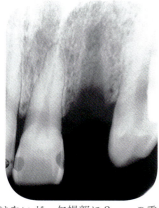
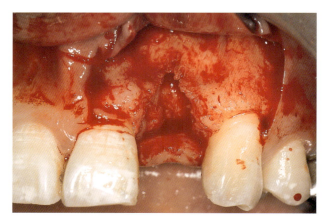

図4-3　隣接歯の歯槽骨吸収はないが，欠損部に2mmの垂直的骨吸収があった．

図4-4　粘膜骨膜弁を剥離し，唇側皮質骨が欠損していた．

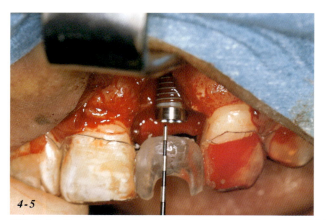
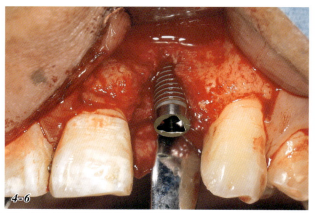

図4-5, 6　サージカルステントを用いて，インプラントを理想的な位置に埋入（最終補綴装置の歯頸部ラインより2mm根尖側）．

第 4 章 veneer graft と onlay graft

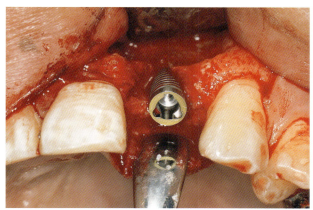

図4-7 唇・口蓋側的かつ近遠心的にも理想的な位置に埋入.

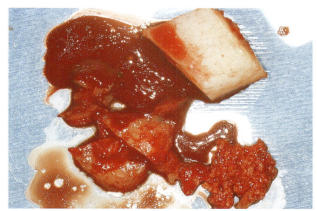

図4-8 下顎枝部より採取したブロック骨,粉砕骨用の骨小片,suction-trapped bone.

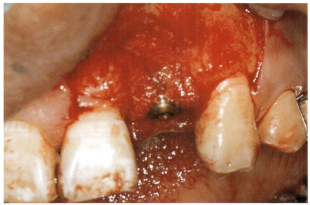

図4-9 裂開にて露出したインプラント表面を粉砕骨で被覆.

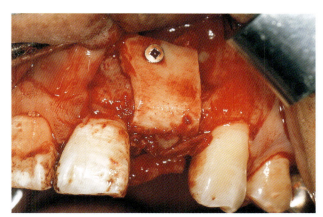

図4-10 トリミングしたブロック骨を1本のマイクロスクリュー(長径1.5mm)で強固に固定し,母床骨とブロック骨との間隙を粉砕骨にて完全に填塞.

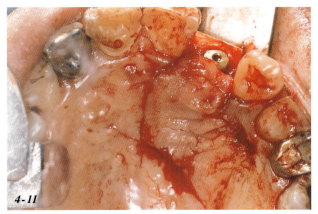

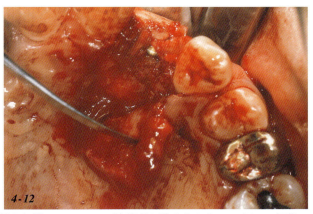

図4-11, 12 歯槽頂部の粘膜がまだ陥凹していたため,歯槽頂中央部を切開したので,口腔前庭が浅くならないように,有茎口蓋弁を全層で作製.

105

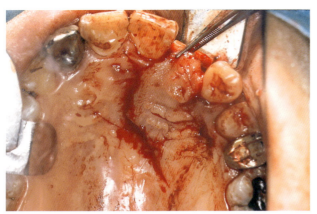

図4-13 有茎口蓋弁を唇側にローテーション.

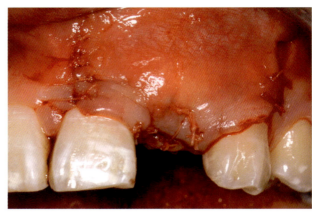

図4-14 縫合後の正面観.

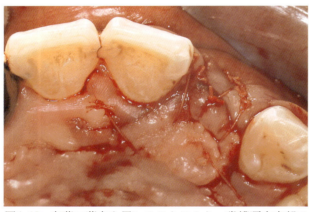

図4-15 有茎口蓋弁を用いることにより，歯槽頂中央部で縫合ができ，口腔前庭が浅くなることを防止できた.

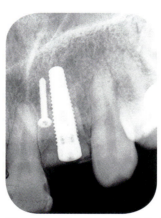

図4-16 インプラント埋入と veneer graft 後のデンタルエックス線写真.

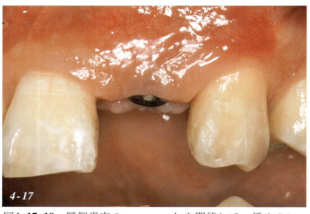

図4-17, 18 唇側歯肉の overgrowth を期待して，低めのヒーリングアバットメントを装着後.

第4章　veneer graft と onlay graft

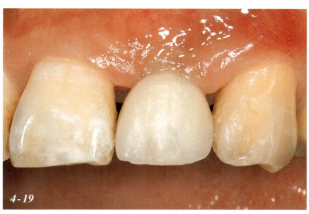
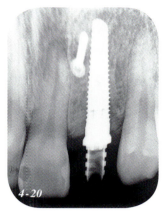

図**4-19, 20**　暫間補綴装置を装着後．black triangle が存在するが，術後の骨吸収はない．

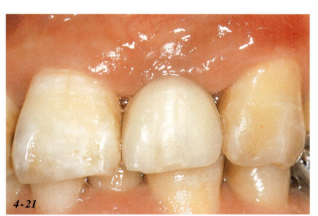
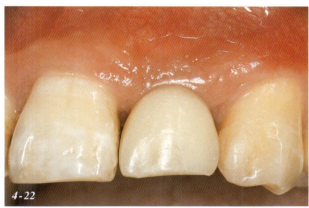

図**4-21, 22**　暫間補綴装置にて歯肉の成熟を待ち，black triangle が消失（図**4-21**：1か月後，図**4-22**：4か月後）．

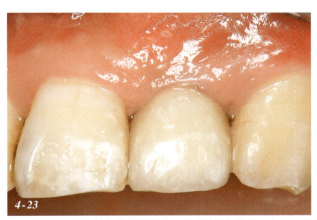
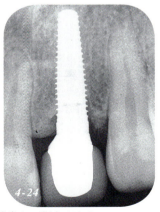

図**4-23, 24**　最終補綴装置装着後の状態（骨移植後1年4か月）．天然歯との調和がとれている．

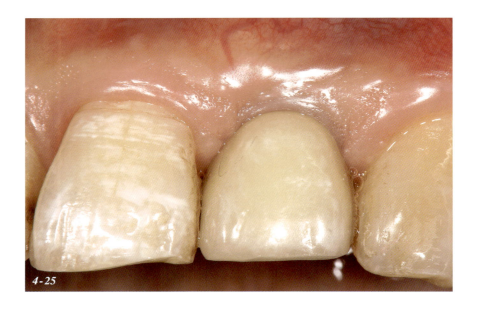
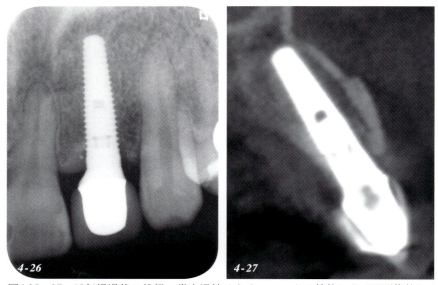

図4-25〜27　15年経過後の状態．歯肉退縮はなく，エックス線的にも CT 画像的にも骨吸収はない．

第 4 章　veneer graft と onlay graft

▶ 上顎前歯部 2 歯欠損（図5）

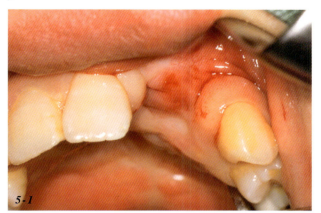
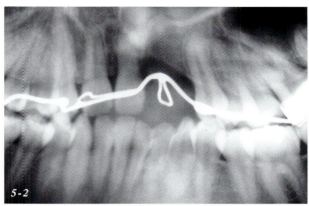

図5-1, 2　15歳女性の唇顎口蓋裂．顎裂部には左側中切歯・側切歯は欠損しているが，口腔鼻腔瘻孔はない．

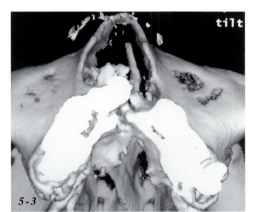
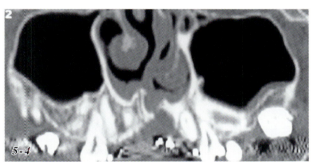

図5-3, 4　CT像にて，顎裂には though-and-though（全層）の骨欠損が認められた．

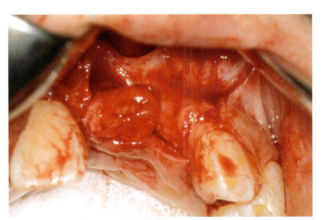
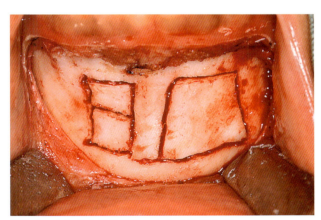

図5-5　粘膜骨膜弁を剥離後の顎裂部骨欠損．　　図5-6　オトガイ部骨採取のための骨切り線．

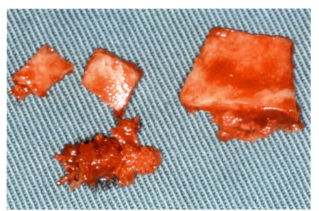

図5-7　採取したブロック骨と海綿骨．

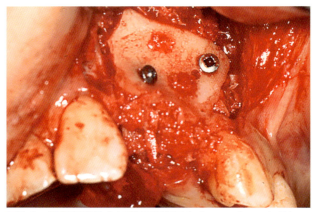

図5-8　唇側皮質骨と口蓋側皮質骨を2つのブロック骨にて再建し，それらの間に海綿骨を移植．

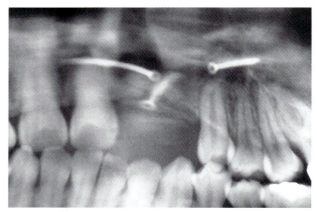

図5-9　移植骨を3本のマイクロスクリューにて固定．

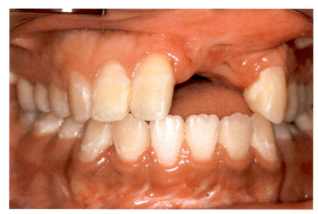

図5-10　オトガイ骨移植にて顎裂再建し，約3年間の歯列矯正後．

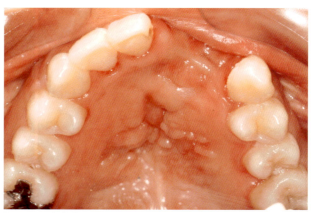

図5-11　欠損部顎堤の水平的欠損が認められた．

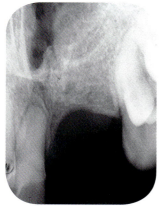

図5-12　エックス線的に3mmの垂直的骨欠損があった．

第4章　veneer graft と onlay graft

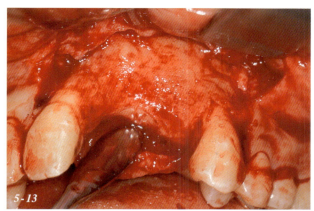
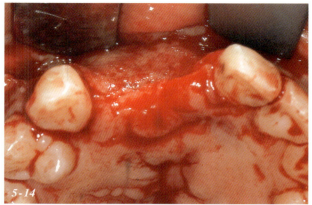

図5-13, 14　3年前のオトガイ骨移植にて顎裂は再建されたものの，8 mm の水平的骨欠損と3 mm の垂直的骨欠損が認められた．

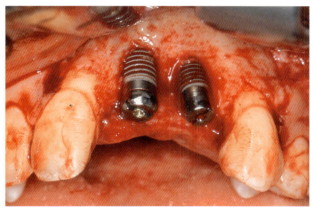

図5-15　理想的な位置にインプラントを埋入し，垂直的骨造成が行いやすいように高さ2 mm のヒーリングアバットメントを連結．

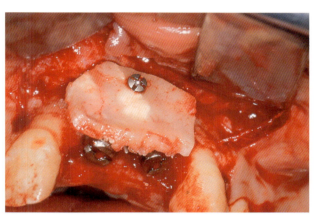

図5-16　骨再生したオトガイ部よりブロック骨を採取し，マイクロスクリューにて固定．

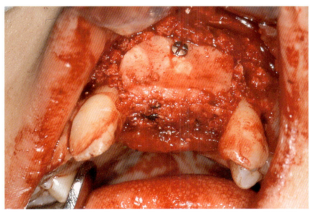

図5-17　母床骨とブロック骨との間隙を海綿骨と粉砕骨にて完全に填塞．

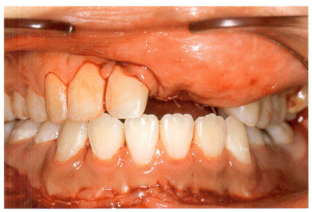

図5-18　十分な減張切開を行い，縫合．

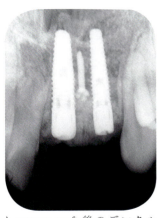
図5-19 インプラント埋入と veneer graft 後のデンタルエックス線写真.

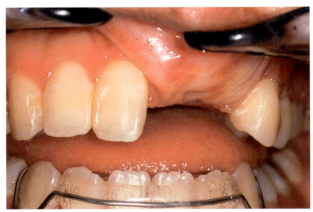
図5-20 骨造成6か月後の状態. 口腔前庭が浅くなっている.

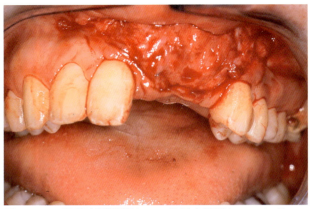
図5-21 口腔前庭拡張術として分層弁剥離にて apically repositioning flap を行う.

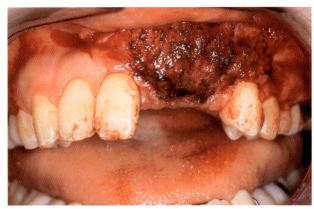
図5-22 剥離創面を炭酸ガスレーザーにて焼灼. 移植骨が露出しないように注意.

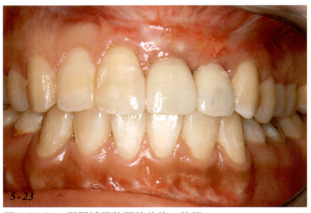
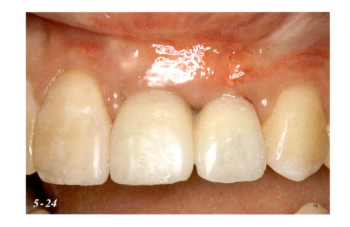
図5-23, 24 暫間補綴装置装着後の状態.

第4章　veneer graft と onlay graft

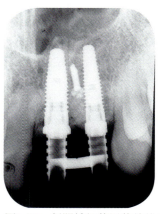

図5-25　暫間補綴装置装着後のデンタルエックス線写真にてインプラント間にインプラントのプラットフォームより歯冠側に骨を認める．

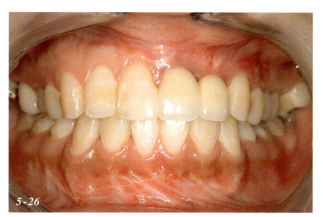
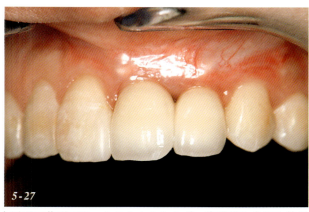

図5-26, 27　最終補綴装置装着後の状態（骨移植後1年10か月）．完全唇顎口蓋裂であったのもかかわらず，審美的に良好な結果が得られた．

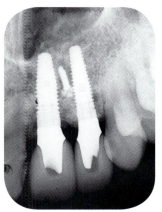

図5-28　最終補綴装置装着後のデンタルエックス線写真．暫間補綴装置装着後のものと骨レベルは同じであった．

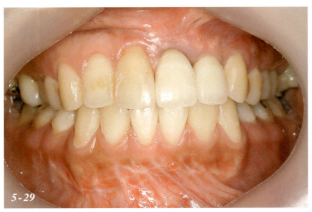
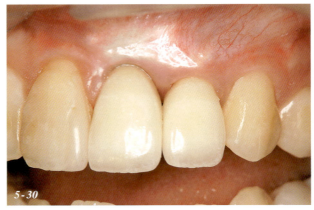

図5-29, 30　最終補綴装置装着後2年目の状態. 歯肉退縮はなく, 天然歯との調和も良好である.

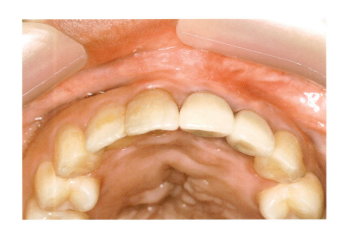

図5-31　顎堤の水平的欠損は骨移植にて完全に回復し, 左右対称となった.

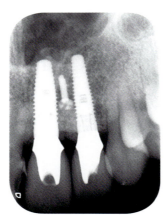

図5-32　エックス線的にも骨吸収はない, 移植骨のリモデリングは良好と考えられる.

下顎臼歯部2歯欠損

　下顎臼歯部の著明な水平的骨欠損症例では，頬側のみのveneer graftでは対応できないので，頬・舌側両面によるsandwich veneer graftが必要となる（図6）．
　まず，頬側にマイクロスクリューにてブロック骨を固定し，そのあとに頬側ブロック骨と母床骨を貫通したマイクロスクリューにて舌側のブロック骨を固定する（図7）．そして，ブロック骨と母床骨との間隙すべてを粉砕骨にて填塞する．インプラント埋入は，4～6か月の治癒期間後に行う．

■sandwich veneer graftのイメージ

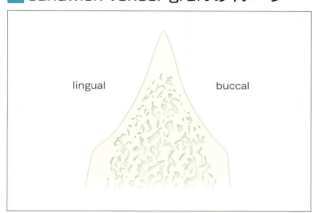

図6-1　頬側のみのveneer graftだけでは対応できない下顎臼歯部の著明な水平的骨欠損症例．

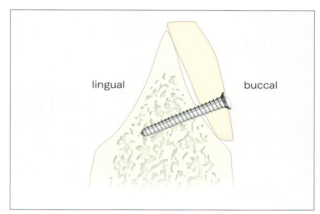

図6-2　まず，頬側にブロック骨をマイクロスクリューにて固定．

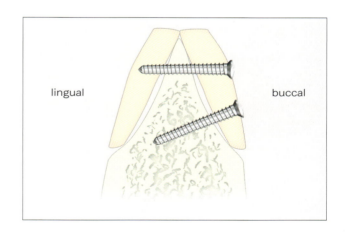

図6-3　その後に頬側ブロック骨と母床骨を貫通したマイクロスクリューにて舌側のブロック骨を固定．

■ sandwich veneer graft

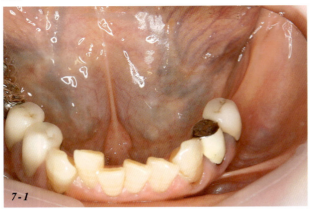 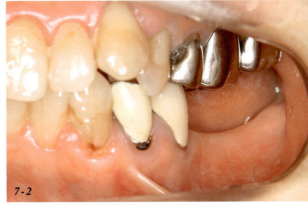

図7-1, 2　下顎左側大臼歯部欠損症例の術前．垂直的欠損はほとんどないものの，頬側かつ舌側に水平的欠損が認められた．

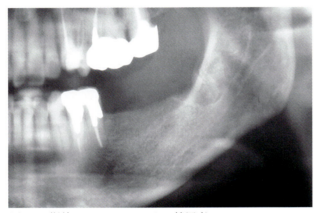

図7-3　術前のパノラマエックス線写真．

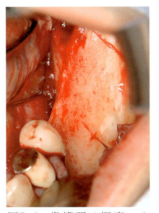

図7-4　歯槽頂は極度のナイフエッジ状で，sandwich veneer graftが適応と考えた．

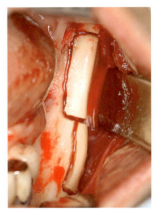

図7-5　下顎枝部より2つのブロック骨採取のための骨切り線（近心部は舌側に，遠心部は頬側に）．

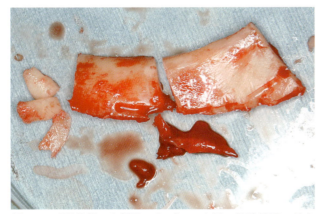

図7-6　下顎枝部より採取したブロック骨，粉砕骨用の骨小片．

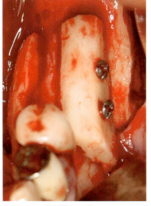

図7-7　頬側にブロック骨をマイクロスクリューにて固定し，その後に頬側ブロック骨と母床骨を貫通したマイクロスクリューにて舌側のブロック骨を固定．

第 4 章　veneer graft と onlay graft

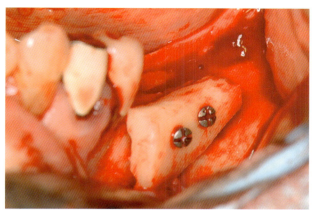

図7-8　同，頬側面観．

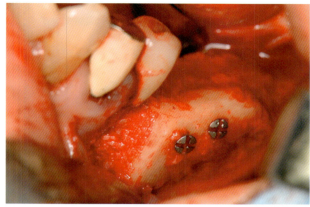

図7-9　母床骨とブロック骨との間隙を海綿骨と粉砕骨にて完全に填塞．

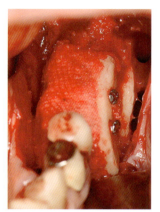

図7-10　同，咬合面観．

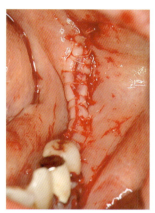

図7-11　頬・舌側の減張切開の後，縫合．

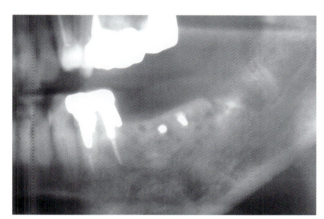

図7-12　sandwich veneer graft 後のパノラマエックス線写真．

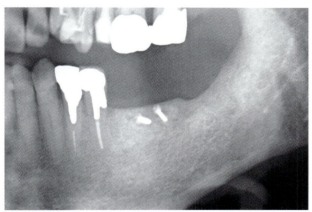

図7-13　sandwich veneer graft 後6か月目のパノラマエックス線写真．良好な骨リモデリングが認められた．

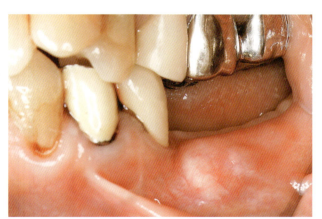

図7-14　sandwich veneer graft 後6か月目の状態．sandwich veneer graft にて水平的欠損は改善された．

117

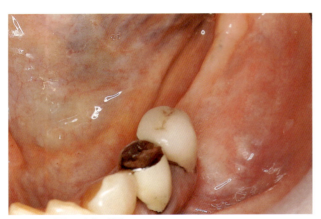

図7-15 同,咬合面観.

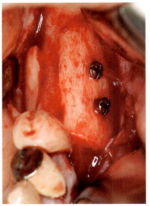

図7-16 sandwich veneer graft後6か月目の状態.移植骨の吸収はほとんど認められなかった.

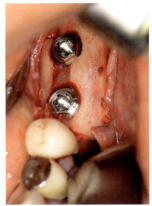

図7-17 マイクロスクリューを撤去し,直径5mmのインプラントを理想的な位置に埋入.

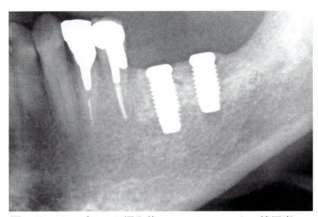

図7-18 インプラント埋入後のパノラマエックス線写真.

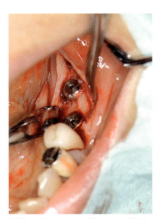

図7-19 インプラント埋入4か月後の二次オペ時.埋入時と骨レベルは変わらない.

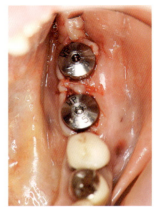

図7-20 アバットメント連結し,Palacci法にて歯間乳頭再建を行う.自家骨移植1年以内では,移植骨を完全に粘膜で被覆しないと,露出した移植骨表面には粘膜の二次治癒が期待できないので,注意しなければならない.

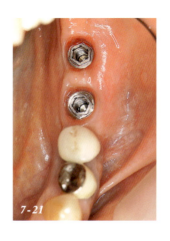

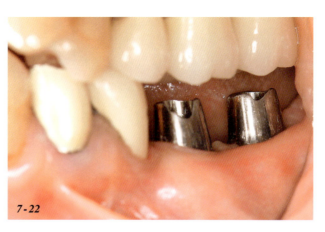

図7-21 最終補綴装置装着直前の状態.特別な軟組織の処置をしていないが,問題はなかった.

図7-22 プロセラ・チタンアバットメントを連結.

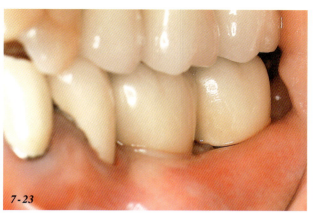 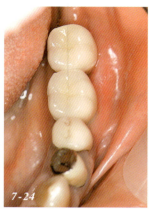

図7-23, 24　最終補綴装置装着後の状態（sandwich veneer graft 後1年6か月目）．ワイドインプラントを用いているので，良好なエマージェンスプロファイルとなった．

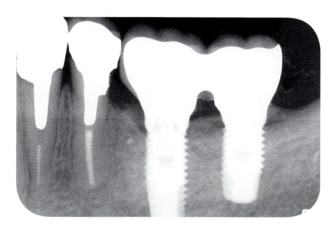

図7-25　最終補綴装置装着後のデンタルエックス線写真．骨吸収は認められない．

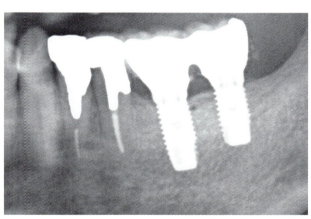

図7-26　最終補綴装置装着後のパノラマエックス線写真．

2 onlay graft

　垂直的骨造成は臨床的には水平的骨造成よりも難易度の高いものである．垂直的骨造成には自家骨移植[1,14~16,19,30,33,48,52,53,55,56]，GBR[19,36,38,39,41]，歯槽骨延長術[11~16,40,41,56]が用いられている．

　一般的には自家骨移植やGBRでは，5～7mmまでの垂直的骨造成は比較的容易であるが，それ以上の垂直的骨造成が必要な症例では，軟組織の処理の問題や骨吸収量の増加などから容易ではなく，歯槽骨延長術のほうが適していると考えられている．歯槽骨延長術は4歯以上の大きな欠損には垂直的骨造成の予知性が高い．だが，4歯以下の欠損症例の場合は，移動骨片への骨膜血行が十分でなく，骨吸収が多いので，自家骨移植やGBRのほうが予知性は高くなる．また，下顎臼歯部垂直的骨欠損症例では，歯槽骨延長術が適用不可能であったり，移動骨片の著明な吸収や下歯槽神経損傷などの合併症が問題となる[56]．したがって，筆者は自家骨移植で4歯以下の欠損症例に10～15mmの垂直的骨造成を多数行っている（図8）．

　垂直的骨造成を自家骨移植で行う際には，分厚くて強靭な口蓋粘膜を有する上顎部と，薄くてしなやかな舌側粘膜を有する下顎部では術式が異なり，また，下顎臼歯部では垂直的骨造成量によっても術式が異なる．

第 4 章　veneer graft と onlay graft

■ 自家骨移植による15mmの垂直的骨造成症例

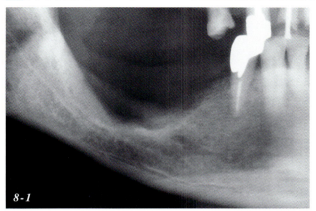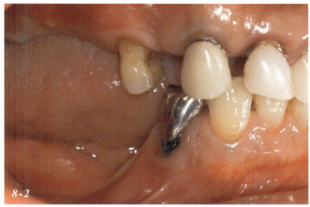

図8-1,2　下顎右側臼歯部に下顎管に及ぶ15mmの垂直的骨欠損が認められる.

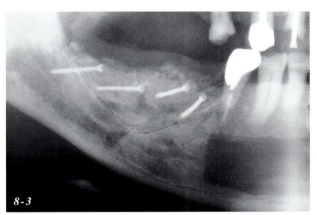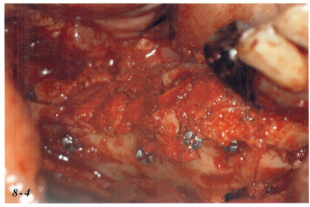

図8-3,4　右側下顎枝から採取した5×2cmのブロック骨を欠損部の頬側皮質骨に，オトガイ部より採取した2.5×1.5cmのブロック骨2枚を欠損部の舌側皮質骨になるようにマイクロスクリューにて固定し，頬・舌側移植骨の間隙に海綿骨と粉砕骨を填塞した．

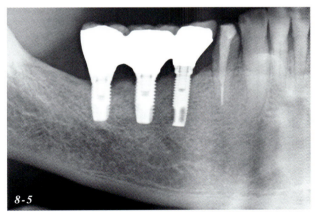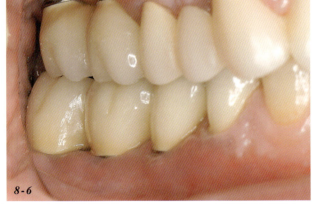

図8-5,6　骨移植6か月後に骨造成した部位にインプラント埋入を行い，口腔前庭拡張術後にメタルセラミック連結冠を装着し，骨移植後5年経過するも骨吸収は認められず，残存歯と調和のとれた歯頸部ラインとなった．

上顎前歯部垂直的骨造成

　上顎前歯部では，前述の veneer graft におけるブロック骨を onlay graft も兼ねるように，下顎枝部から J-graft[55]用に採取して saddle graft とし，口蓋側骨欠損には粉砕骨を移植する(図9)．また，骨欠損が大きい症例では，オトガイ部の皮質骨と海綿骨が一体化した約10mm の厚みの cortico-cancellous block を saddle graft として用いることにより，垂直的骨造成が可能となる(図10)．

　自家骨移植による垂直的骨造成の際は，術後の骨吸収を考慮して，最終補綴装置の歯頸部ラインの高さまで over-grafting することにより，理想的なインプラントポジションを確保できる．垂直的骨造成量が多い症例では口腔前庭が浅くなり，かつ唇側に角化粘膜が消失する．この問題の解決策としては，遊離粘膜移植よりも血行が保たれた有茎口蓋弁(vascularized pedicle palatal flap)が有効である(表1)．また，分層弁による根尖側移動術(apially repositioned flap)も有用である．

J-graft による saddle graft 症例

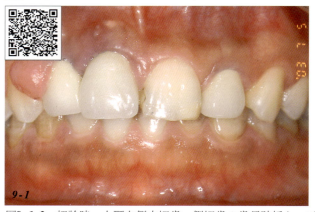
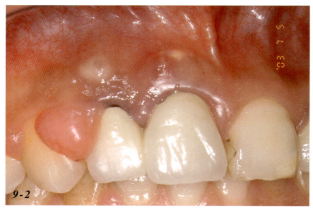

図9-1, 2　初診時．上顎右側中切歯・側切歯の歯牙破折とエプーリスが認められた．

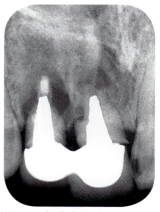

図9-3　初診時のデンタルエックス線写真．上顎右側中切歯・側切歯の歯牙破折と歯根嚢胞が認められた．

第4章　veneer graft と onlay graft

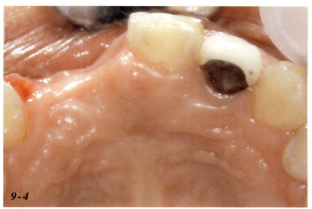
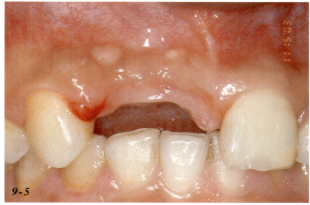

図9-4,5　術前の状態（抜歯後3か月目）．顎堤の垂直的かつ水平的欠損が認められた．

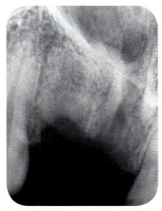
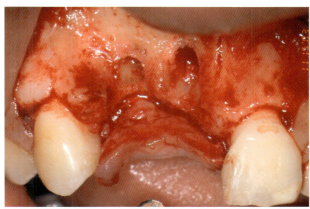

図9-6　初診時のデンタルエックス線写真．隣接歯の歯槽骨吸収はないが，欠損部に4mmの垂直的骨吸収があった．

図9-7　インプラント埋入窩形成後の状態．

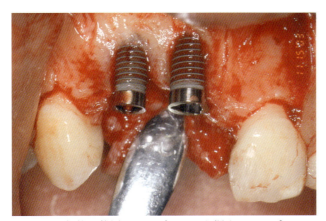
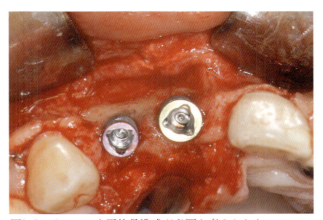

図9-8　理想的な位置にインプラントを埋入．インプラント唇側の約1/2が骨から露出した．

図9-9　4mmの水平的骨造成が必要と考えられた．

123

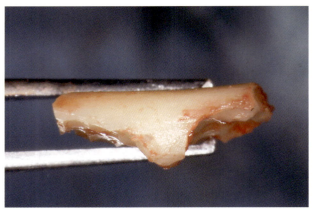
図9-10　垂直的かつ水平的骨造成のためにJ-graft用ブロック骨を下顎枝部より採取し，トリミングした．

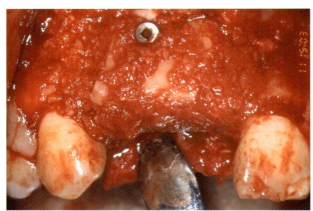
図9-11　マイクロスクリューにてブロック骨を固定し，母床骨とブロック骨との間隙を海綿骨と粉砕骨にて完全に填塞．

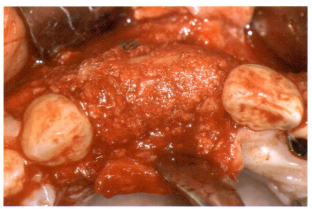
図9-12　母床骨とブロック骨との間隙を填塞後．

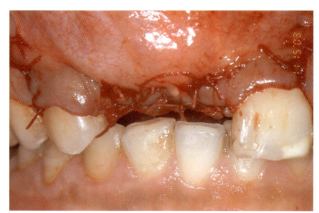
図9-13　十分な減張切開を行い，縫合．

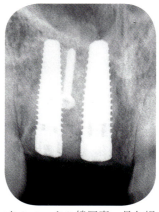
図9-14　saddle graft後のデンタルエックス線写真．骨欠損は完全に再建された．

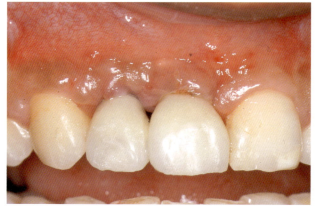
図9-15　暫間補綴装置装着後の状態．インプラント間にblack triangleが存在していた．

第4章　veneer graft と onlay graft

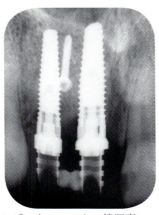

図9-16　暫間補綴装置装着後のデンタルエックス線写真.

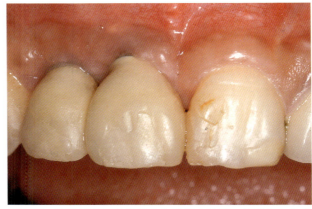

図9-17　暫間補綴装置装着6か月後の状態. 抜歯前に外歯瘻があったこともあり, 粘膜の厚みが薄くなった.

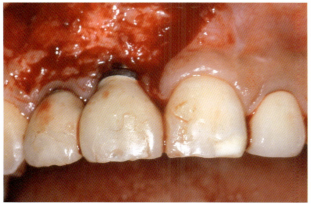

図9-18　soft tissue augmentation のために分層弁を作製.

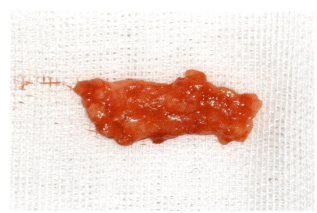

図9-19　口蓋粘膜下結合組織を採取.

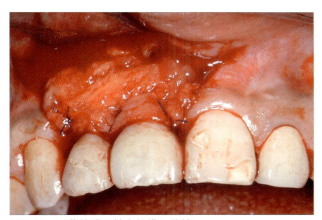

図9-20　口蓋粘膜下結合組織を移植.

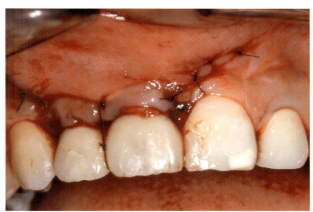

図9-21　縫合後.

125

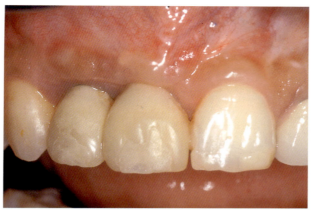

図9-22 結合組織移植4か月後の状態．軟組織の厚みが増大した．

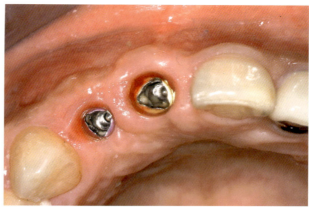

図9-23 最終補綴装置装着直前の状態．水平的に十分な歯槽堤造成ができた．

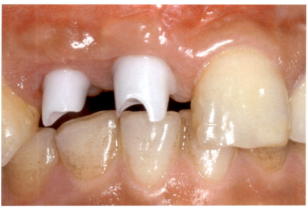

図9-24 ジルコニアアバットメント連結後の状態．垂直的に十分な歯槽堤造成ができた．

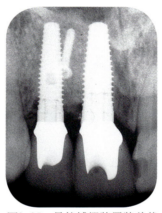

図9-25 最終補綴装置装着後のデンタルエックス線写真．骨吸収は認められない．

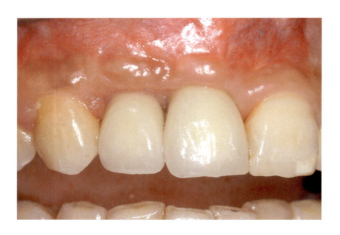

図9-26 最終補綴装置装着後の状態（骨移植後1年6か月）．インプラント間のblack triangleはなく，天然歯との調和がとれている．

第4章　veneer graft と onlay graft

■ オトガイ骨移植による垂直的骨造成症例

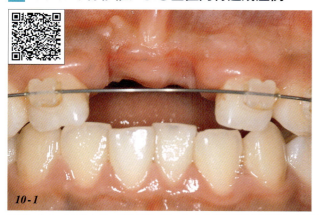
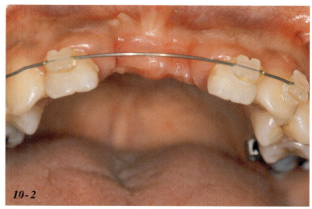

図10-1,2　18歳女性で歯牙外傷による上顎両側中切歯欠損症例の術前．8 mm の垂直的欠損および 8 mm の水平的欠損が認められた．

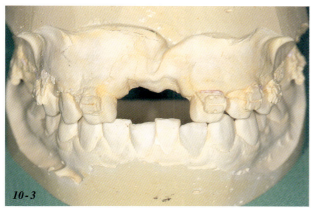
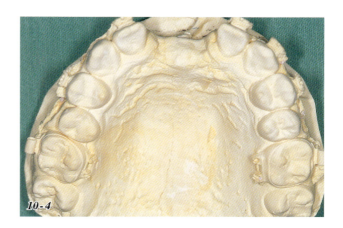

図10-3,4　石膏模型にて顎堤欠損がより明確にわかる．

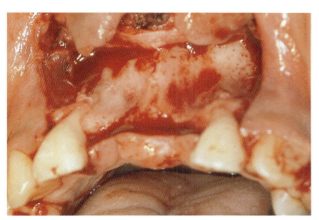

図10-5　粘膜骨膜弁を剥離し，著明な骨欠損が認められた．

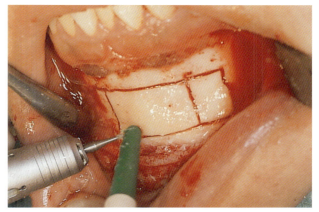

図10-6　オトガイ骨採取のための骨切り線．

127

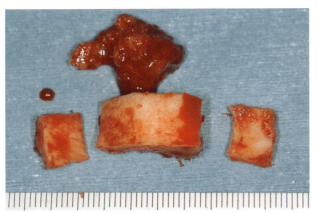
図10-7 採取したブロック骨と海綿骨.

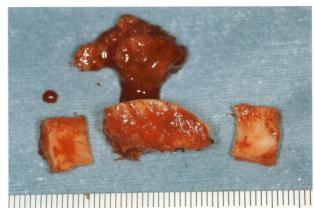
図10-8 オトガイ部から採取した皮質骨と海綿骨が一体化した，厚さ10mmのcortico-cancellous block.

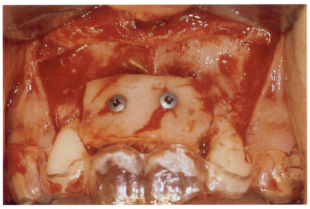
図10-9 移植後の骨吸収を考慮して2〜3mmのover-graftingとなるように最終補綴装置の歯頸部ラインに移植骨を固定した.

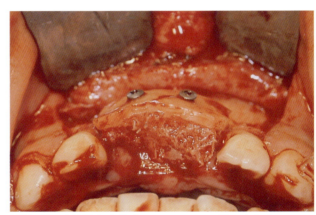
図10-10 水平的にも約2mmのover-graftingとした.

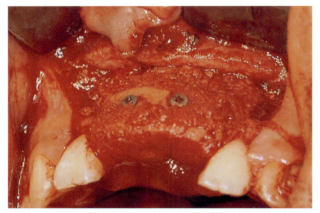
図10-11 母床骨とブロック骨との間隙を海綿骨と粉砕骨にて完全に填塞.

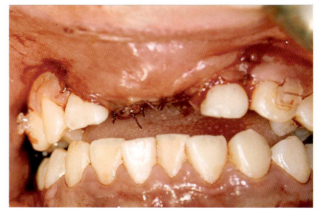
図10-12 十分な減張切開を行い，縫合.

第4章 veneer graft と onlay graft

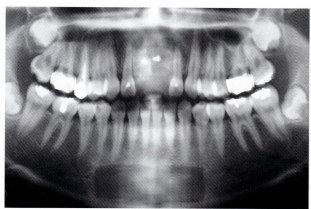
図10-13 オトガイ骨移植後のパノラマエックス線写真.

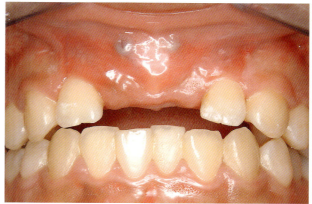
図10-14 オトガイ骨移植6か月後の状態. 垂直的かつ水平的に顎堤再建ができた.

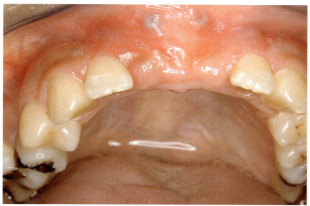
図10-15 同, 咬合面観.

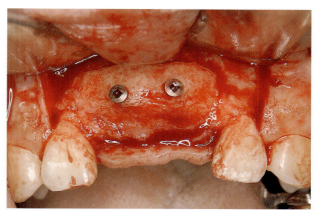
図10-16 インプラント埋入直前の状態(オトガイ骨移植6か月後). 移植骨の歯槽頂部唇側隅角が2〜3mm垂直的骨吸収していたが, 水平的には移植骨吸収はなかった.

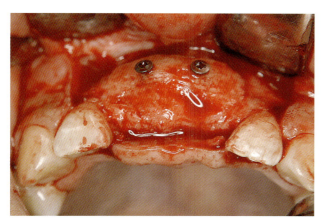
図10-17 同, 咬合面観.

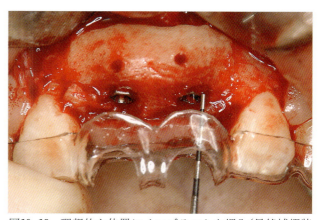
図10-18 理想的な位置にインプラントを埋入(最終補綴装置の歯頸部ラインより3mm根尖側).

129

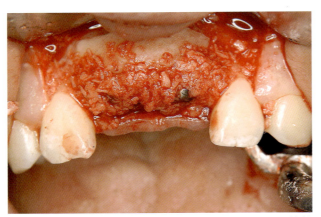

図10-19 高さ2mmのヒーリングアバットメントを連結し，粉砕骨をヒーリングアバットメント周囲に填塞．

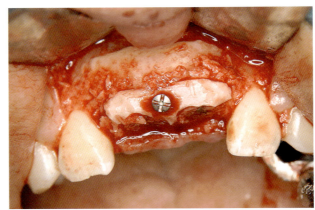

図10-20 ブロック骨をマイクロスクリューにて固定．

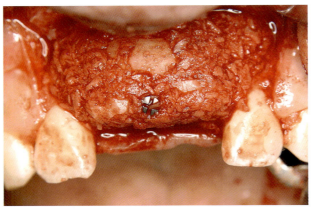

図10-21 移植オトガイ骨とブロック骨との間隙を粉砕骨にて完全に填塞．

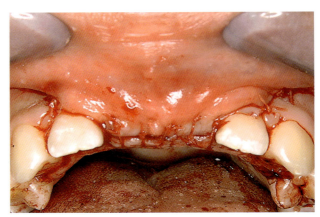

図10-22 十分な減張切開を行い，縫合．

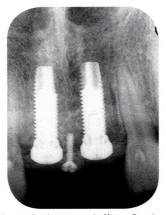

図10-23 インプラント埋入とminor bone graft後のデンタルエックス線写真．

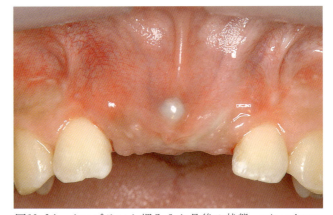

図10-24 インプラント埋入6か月後の状態．minor bone graftの術後吸収があり，マイクロスクリューは突出しているが，粘膜の裂開はなかった．骨移植により，口腔前庭が浅く，唇側には角化粘膜がなくなった．

第 4 章　veneer graft と onlay graft

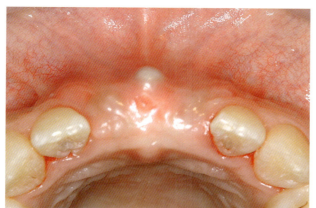

図10-25　同，咬合面観．

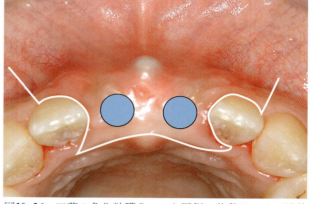

図10-26　口蓋の角化粘膜5mmを唇側に移動させる口腔前庭拡張術のための切開線（白線）．青丸はインプラント埋入部位．

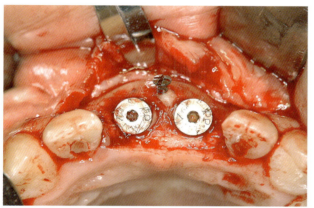

図10-27　まず，口蓋側から全層弁で剥離．

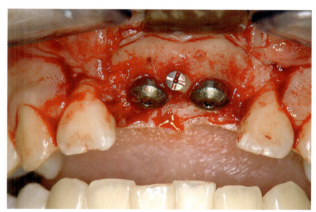

図10-28　そして唇側歯槽頂の5mm根尖側からは分層弁で剥離．

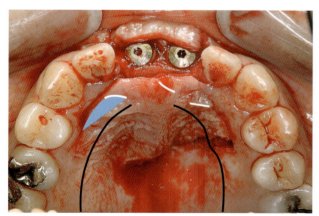

図10-29　有茎口蓋弁作製の切開．口蓋粘膜は axial pattern の血行であるが，基底部を広くとれば，正中を越える全層弁でも末梢は壊死しない．黒線は大口蓋動脈の走行．白線は歯間乳頭再建のための小切開．青三角部は口蓋弁ローテーションのための粘膜切除部．

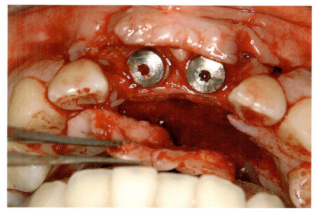

図10-30　有茎口蓋弁を骨膜を含め全層弁として剥離．

131

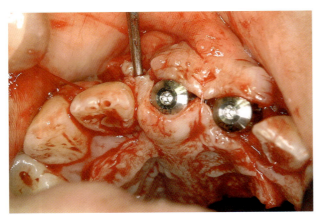

図10-31 高さ5mmのヒーリングアバットメントに交換し，歯間乳頭再建のためにflapをインプラントと隣接歯の間に挿入．

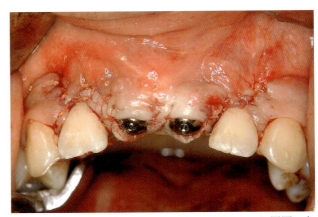

図10-32 縫合終了時．ヒーリングアバットメント周囲に角化粘膜が確保でき，口腔前庭も拡張した．

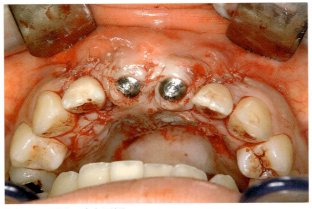

図10-33 同，咬合面観．

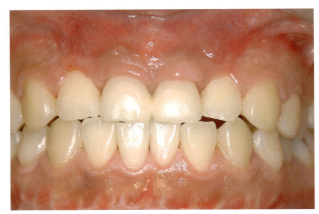

図10-34 暫間補綴装置装着後の状態（オトガイ骨移植1年8か月後）．歯間乳頭および角化粘膜の連続性は良好．

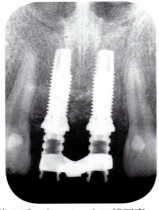

図10-35 暫間補綴装置装着後のデンタルエックス線写真．インプラント間にインプラントのプラットフォームより歯冠側に骨を認める．

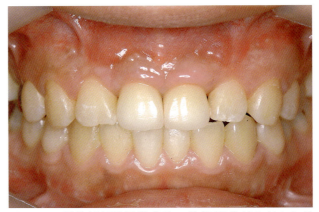

図10-36 最終補綴装置装着後の状態（骨移植2年2か月後）．審美的に良好な結果が得られた．

第4章 veneer graft と onlay graft

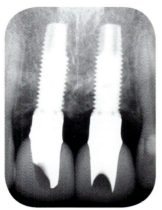

図10-37 最終補綴装置装着後のデンタルエックス線写真. 暫間補綴装置装着後のものと骨レベルは同じであった.

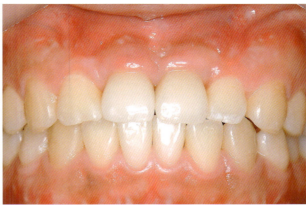

図10-38 最終補綴装置装着1年6か月後の状態（骨移植3年8か月後）．天然歯との良好な調和は維持されている．

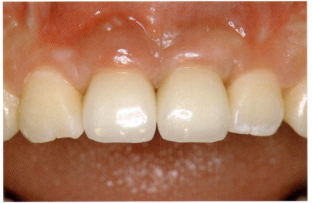

図10-39 最終補綴装置と天然歯との良好な調和が維持されている．

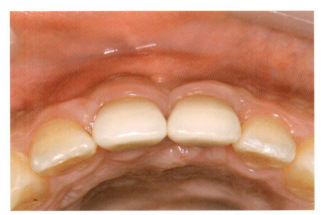

図10-40 咬合面観での唇側の豊隆も良好である．

表1 soft tissue management.

- soft tissue augmentation
- vestibuloplasty
  1 palatal submucosal connective tissue graft
  2 free gingival graft
  3 pedicle palatal flap（partial thickness, full thickness）
  4 apically repositioned flap

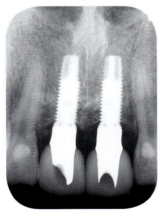

図10-41 最終補綴装置装着1年6か月後のデンタルエックス線写真．骨吸収は認められない．

下顎前歯部垂直的骨造成

下顎前歯部では，欠損部下方のオトガイ部から皮質骨だけでなく海綿骨も採取でき，垂直的骨造成には有用である(図11)．

オトガイ骨移植による垂直的骨造成症例

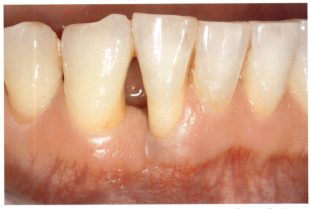

図11-1　初診時．下顎右側側切歯遠心の歯根露出が著明で，犬歯の歯根露出も中等度であった．

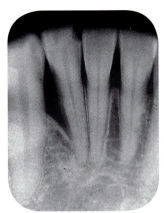

図11-2　側切歯遠心部の歯槽骨は根尖端から3mmのところまで吸収していた．

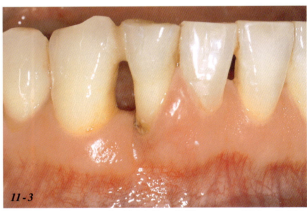

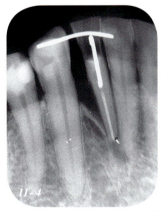

図11-3, 4　矯正にて歯牙挺出後の状態．2mm程度の改善があったが，側切歯を抜歯し，垂直的骨造成の適応と考えた．

第 4 章　veneer graft と onlay graft

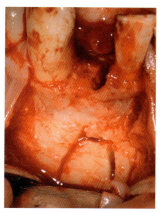
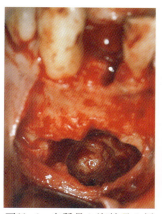
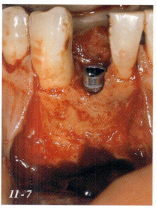

図11-5　側切歯の抜歯と同時にオトガイ骨採取のための骨切り線．

図11-6　皮質骨と海綿骨を採取後の状態．通常はインプラント埋入後に骨採取を行うが，本症例では骨採取にともなうインプラントの損傷を避けるために，骨採取を先行した．

図11-7, 8　インプラントを理想的な位置に埋入．5 mm の垂直的骨造成が必要であった．

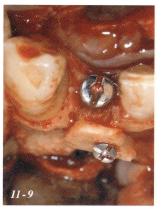
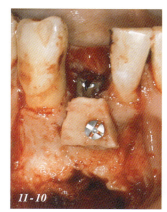
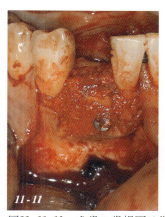
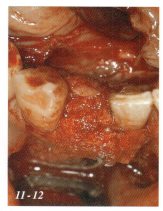

図11-9, 10　垂直的骨造成が行いやすいように高さ 2 mm のヒーリングアバットメントを連結し，ブロック骨はヒーリングアバットメント上縁で固定した．

図11-11, 12　犬歯の歯根面は徹底的にルートプレーニングした後，歯槽頂部の垂直的骨造成には海綿骨を用い，母床骨とブロック骨との間隙を粉砕骨にて完全に填塞．減張切開は唇側だけでなく，舌側も行っている．

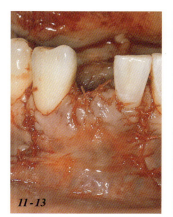
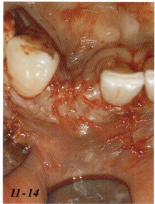

図11-13, 14　縫合終了時．舌側減張切開を行うことにより，垂直的骨造成でも歯槽頂中央部で縫合は可能となる．

135

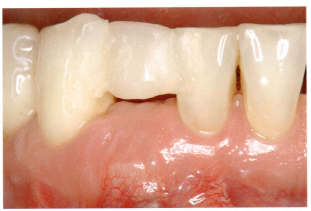

図11-15 5か月の治癒期間中の状態．舌側減張切開を行うことにより，角化粘膜の連続性が維持された．

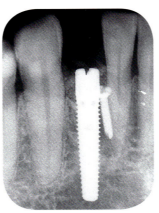

図11-16 onlay graft 後のデンタルエックス線写真．確実に垂直的骨造成ができるように，術後骨吸収を考慮した over-grafting の像．

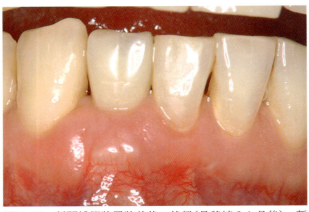

図11-17 暫間補綴装置装着後の状態（骨移植6か月後）．暫間補綴装置の歯冠が天然歯より短くなっており，歯間乳頭再建が可能となった．

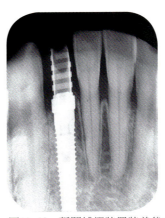

図11-18 暫間補綴装置装着後のデンタルエックス線写真．インプラントの近・遠心歯槽骨レベルは同高となった．

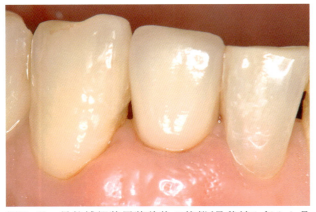

図11-19 最終補綴装置装着後の状態（骨移植1年1か月後）．審美的に良好な結果が得られた．

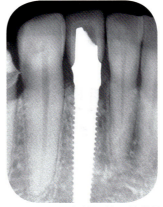

図11-20 最終補綴装置装着後のデンタルエックス線写真．暫間補綴装置装着後のものと骨レベルは同じで，インプラントのプラットフォームより歯冠側に骨を認める．

第4章 veneer graft と onlay graft

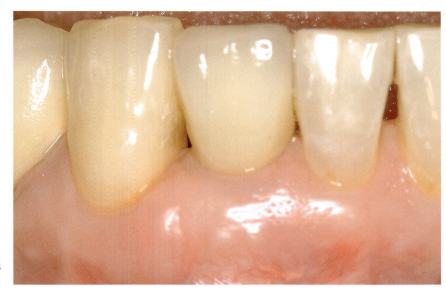

図11-21 最終補綴装置装着3年7か月後の状態（骨移植4年8か月後）．歯肉退縮もなく，審美的に良好な経過である．

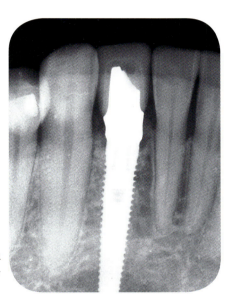

図11-22 最終補綴装置装着3年7か月後のデンタルエックス線写真（骨移植後4年8か月）．暫間補綴装置装着時と比較すると，インプラントの近・遠心歯槽骨レベルが1mmほど，より歯冠側となっている．

137

下顎臼歯部垂直的骨造成

下顎臼歯部垂直的骨欠損症の治療ガイドラインは，垂直的骨造成量によって3つに分類できる（表2）．

表2 下顎臼歯部垂直的骨欠損症の治療ガイドライン．

- 垂直的骨造成量＜5 mm
    ramus bone にて saddle graft とインプラント同時埋入
- 5 mm ≦垂直的骨造成量≦10mm
    ramus bone にて歯槽頂を再建し，母床骨との間隙を粉砕骨にて填塞6か月後にインプラント埋入
- 垂直的骨造成量＞10mm
    頬側および舌側皮質骨を ramus bone or/and chin bone にて再建し，両側皮質骨間の間隙を粉砕骨 or/and 海綿骨にて填塞6か月後にインプラント埋入

垂直的骨造成量＜5 mm

前述の veneer graft におけるブロック骨を，onlay graft も兼ねるように下顎枝部から J-graft 用に採取し，saddle graft とインプラント埋入を同時に行うことができる（図12, 13）．

saddle graft による5 mm 未満の垂直的骨造成

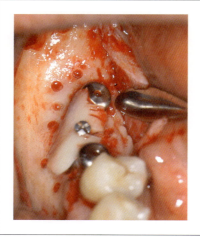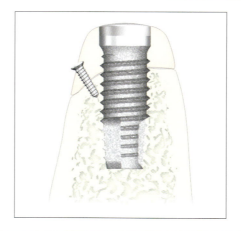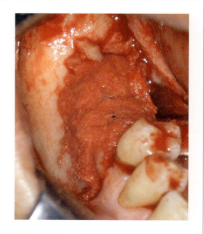

図12　インプラントの初期固定が得られる場合は，インプラント埋入後に，下顎枝部から J-graft 用に採取したブロック骨にて saddle graft を行う．下顎管までの距離が少ないなどで，初期固定が得られない場合は，saddle graft のみを行い，4か月後にインプラントを埋入する．

第4章　veneer graftとonlay graft

■ saddle graftによる5mm未満の垂直的骨造成症例

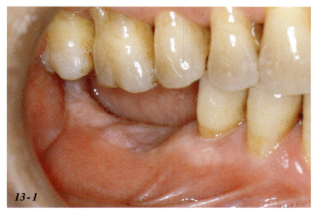
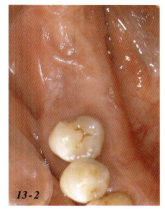

図13-1, 2　初診時．51歳男性の下顎右側大臼歯部欠損で，垂直的に4mm，水平的に3mm（頬側）の顎堤吸収をともなっていた．

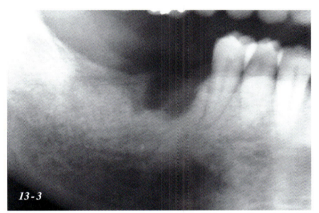
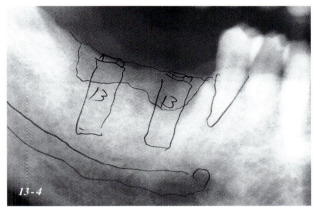

図13-3, 4　初診時のパノラマエックス線写真．第一大臼歯部に4mmの垂直的骨欠損があるが，インプラント埋入は可能であり，saddle graftと同時に行うこととした．

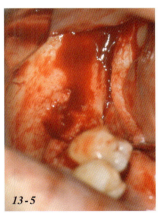
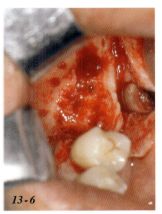
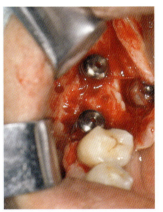

図13-5, 6　粘膜骨膜弁を剥離し，第一大臼歯部に4mm前後の垂直的骨欠損が認められ，骨面搔爬の後，インプラント埋入窩形成およびperforator形成を行った．

図13-7　インプラントを理想的な位置に埋入．

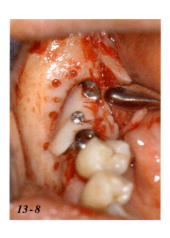
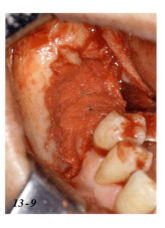

図**13-8** 下顎枝部から J-graft 用に採取したブロック骨をマイクロスクリューにて固定.
図**13-9** 母床骨とブロック骨との間隙を海綿骨と粉砕骨にて完全に填塞.

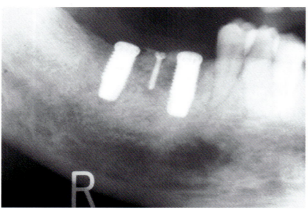
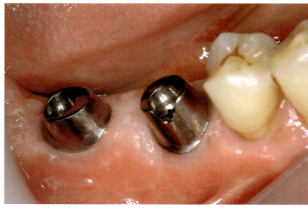

図**13-10** インプラント埋入と saddle graft 後のパノラマエックス線写真. 骨欠損部は完全に再建された.

図**13-11** チタンアバットメント連結後の状態. 顎堤の垂直的欠損は改善した.

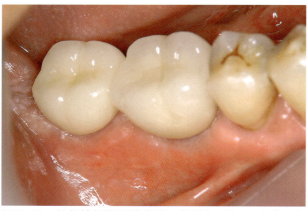
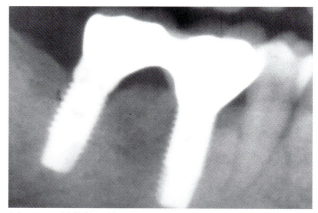

図**13-12** 最終補綴装置装着後の状態(saddle graft 後2年目). 最終補綴装置と天然歯との歯頸部ラインは揃っており, 清掃性が良好であった.

図**13-13** 最終補綴装置装着後のパノラマエックス線写真. インプラント間にインプラントのプラットフォームより歯冠側に骨を認められ, 経過良好である.

5mm ≦ 垂直的骨造成量 ≦ 10mm

　ramus bone にて歯槽頂を再建し，母床骨との間隙を粉砕骨にて填塞する．その6か月後にインプラント埋入を行う．

　垂直的骨造成における自家ブロック骨移植による「いわゆる onlay graft」はこの術式にあたり，そのポイントについて，日常臨床でよく遭遇する下顎臼歯部2歯欠損症を供覧しながら，解説する．

(a) 初診時（図14）

　垂直的骨欠損をともなう下顎臼歯部症例では，歯槽頂が口腔前庭や口腔底の高さと高低差がなく，口腔清掃が行いにくく，インプラントの長期予後に影響するので，垂直的骨造成が必要である．

■ onlay graft 症例

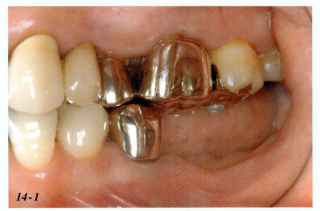

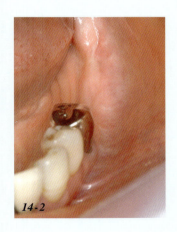

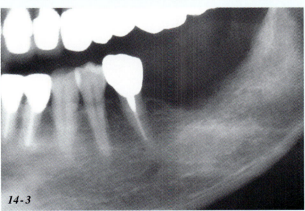

図14-1〜3　側面観では下顎左側大臼歯部顎堤に陥凹があり（図14-1），咬合面間では歯槽頂を中心に3mmの角化粘膜があるのみで，歯槽頂が口腔前庭および口腔底の高さと同じであった（図14-2）．パノラマエックス線写真では大臼歯部に7mmの垂直的骨欠損が認められるものの，第二小臼歯の遠心歯槽骨には骨吸収はないので，同歯を保存し，大臼歯部の垂直的骨造成を併用したインプラント治療を予定した（図14-3）．

(b) 切開・剥離・減張切開（図14）

　垂直的骨欠損をともなう下顎臼歯部症例では，角化粘膜が1～2mmしかないことが多く，頰側のみではなく舌側にも減張切開が可能であるので，角化粘膜の中央を切開し，下顎枝部からの骨採取ができるように臼後三角から外斜線に切開を延長する．縦切開は最遠心の歯の近心部に口腔前庭最深部まで加える．舌側の減張切開のために舌側歯頸部切開を最遠心の歯から2歯近心部まで加える．舌神経の損傷の可能性があるので，決して舌側に縦切開を入れるべきではない．

　剥離はオトガイ孔，そして第二・第三大臼歯部の顎舌骨筋を明示できる範囲とする．

　頰側の減張切開は，原則的にはveneer graftの際と同様であるが，オトガイ孔から骨外に出てくるオトガイ神経・血管束を損傷しないようにしなければならない．まず，口腔前庭部から約5mm根尖側で（通常はオトガイ孔から5mm以上の距離がある）骨膜のみを切開しなければならない．それは，オトガイ神経・血管束が骨膜に接していることがあり，その場合はいきなり骨膜より深部に切開を加えるとオトガイ神経・血管束を損傷するからである．したがって，骨膜のみを切開できるように，♯15メスの腹の部分を骨膜に直角に当てるのではなく，45°に当て面で撫でるようにするとよい．オトガイ神経・血管束がみえるようであれば，その周囲を剥離子やハサミにて鈍的・鋭的に剥離し，オトガイ神経・血管束より近心側および遠心側に5mm離れれば，メスにて切開を加える．

　舌側の減張切開を欠損部のみ行っても，十分な減張ができないので，欠損部から3歯近心部より口腔底から5mm根尖側で骨膜のみに切開を加える．舌神経や血管の損傷を避けるためにも，骨膜より深部への切開は決して行ってはならない．そのためには，♯15メスの腹の部分を骨膜に直角に当てるのではなく，45°に当てるとよい．第二・第三大臼歯部の舌側は顎舌骨筋を骨から剥離するだけでかなりの減張ができるが，減張が不十分であれば，顎舌骨筋を手指にて鈍的剥離をする．頰側・舌側弁が仮想咬合平面まで伸展すれば，tension-freeが確保されたと考えてよい．

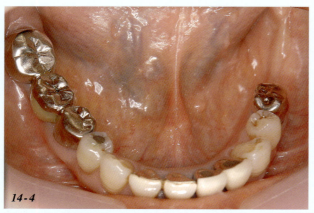 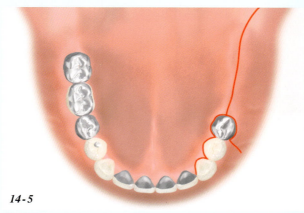

図14-4, 5　歯槽頂部の角化粘膜の真ん中を切開し，下顎枝部からの骨採取ができるように臼後三角から外斜線に切開を延長する．縦切開は第二小臼歯近心部に口腔前庭まで加える．舌側の減張切開のために舌側歯頸部切開を犬歯近心部まで加える．

第4章 veneer graft と onlay graft

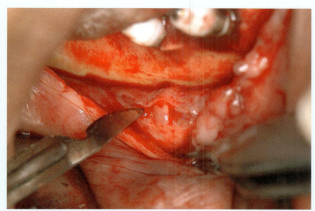

図14-6 頬側減張切開(参考症例). この症例のように骨膜の直下にオトガイ神経・血管束が存在することがあるので、骨膜よりも深部に切開しないようにするには、メスを骨膜に45°の角度で当てるのがポイントである.

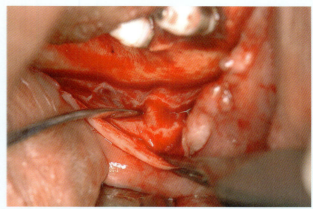

図14-7 頬側減張切開(参考症例). 神経・血管束周囲は剥離子にて鈍的に剥離.

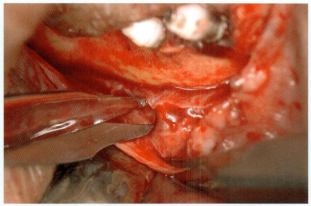

図14-8 頬側減張切開(参考症例). 神経・血管束周囲はハサミにて鈍的に剥離.

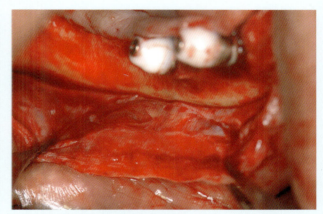

図14-9 頬側減張切開(参考症例). それより近心側および遠心側は通法どおりメスにて切開を加えると、オトガイ孔付近であっても神経損傷なく、約8mmの減張が可能となる.

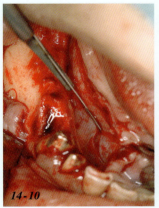
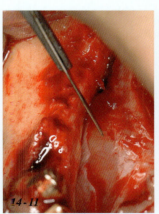
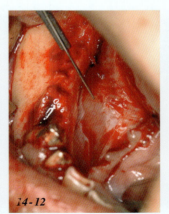
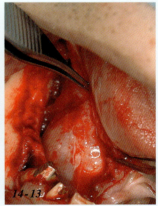

図14-10〜13 舌側減張切開(参考症例). 舌側減張切開が欠損部のみでは十分な減張ができないので、3歯近心部より口腔底から5mm根尖側で骨膜のみに切開を加える. 骨膜より深部への切開が加わらないためには、#15メスの腹の部分を骨膜に直角に当てるのではなく、45°に当てるのがポイントである(*図14-10*). 近心部から遠心部に減張切開をする際には、切開部に緊張を与えるように、flapをピンセットで把持する部位を移動しなければならない(*図14-11, 12*). 第二・第三大臼歯部の舌側は顎舌骨筋を骨から剥離するだけでかなりの減張ができるが、不十分であれば、顎舌骨筋を手指にて鈍的剥離する. これらの操作にて約15mmの減張が得られる(*図14-13*).

(c) 移植骨採取とトリミング（図14, 15）

　下顎枝部から J-graft が可能な形態のブロック骨を採取する．ブロック骨と母床骨との接触面積が少ないので，術後に約30％の骨幅径減少が生じることから，直径5mmのワイドインプラントを埋入可能な7mmの骨幅径が得られるために，歯槽頂幅径（図15のb）が10mmとなるように下顎枝外側面に骨切りする．J-graft の分厚い部分が舌側皮質骨となるように下顎枝前面に骨切りする（図15のa）．また，骨欠損の近遠径に相当する長さをブロック骨の長径（図15のc）となるように骨切りし，母床骨とブロック骨の近心・遠心・舌側部と良好な接触が得られるようにトリミングする．

　また，トレフィンバーにて粉砕骨作製のための小骨片も採取し，ボーンミルにて粉砕する．

■ onlay graft の骨採取

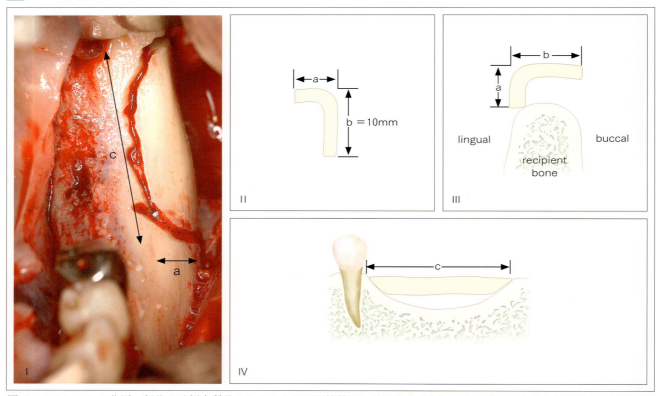

図15　Ⅰ：J-graft の分厚い部分が舌側皮質骨となるように下顎枝前面に骨切りする(a)．Ⅱ：ブロック骨と母床骨との接触面積が少ないので，術後に約30％の骨幅径減少が生じることから，直径5mmのワイドインプラントを埋入可能な7mmの骨幅径が得られるために，歯槽頂幅径(b)が10mmとなるように下顎枝外側面に骨切りする．Ⅲ：前頭断ではブロック骨は舌側のみで接触している．Ⅳ：矢状断面図ではブロック骨は近遠部のみで接触している．欠損部の歯槽頂にあたる近遠径に相当する長さがブロック骨の長径(c)となる．

第 4 章　veneer graft と onlay graft

（d）ブロック骨の強固な固定（図14, 16）

　母床骨とブロック骨の良好な接触が得られたとしても，接触面積が少ないため，1本のマイクロスクリューで固定が不十分であれば，2本で固定する．歯槽頂よりマイクロスクリューのヘッドが突出すると数か月後に粘膜から穿孔し，感染する可能性があるので，＃8ラウンドバーにてカウンターシンクをつけ，マイクロスクリューのヘッドが突出しないようにすべきである．

■ ブロック骨の固定

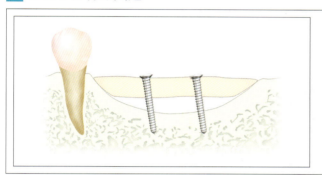 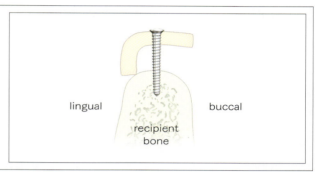

図16　母床骨とブロック骨の良好な接触が得られたとしても，接触面積が少ないため，1本のマイクロスクリューで固定が不十分であれば，2本で固定する．マイクロスクリューのヘッドが突出しないように，＃8ラウンドバーにてカウンターシンクをつけるのがポイントである．

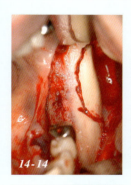 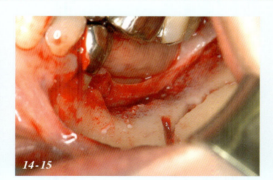 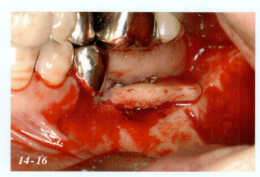

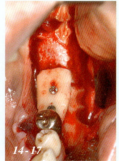

図14-14　下顎枝の外側面が歯槽頂となり，下顎枝前面が舌側となり，骨欠損に適合しやすい形態のブロック骨が採取できるように，骨切りを行う．
図14-15～17　骨面に残っている軟組織を徹底的に掻爬・除去および隣接歯のルートプレーニングの後，皮質骨に perforator を形成する（図14-15）．垂直的骨造成量が 5 mm 以上の症例（本症例は 7 mm）では，母床骨とブロック骨両端が良好な接触が得られたとしても，ブロック骨の中央部は母床骨と接触していないため，2本で強固に固定する（図14-16, 17）．このように接触面積が少ない場合はブロック骨の水平的骨吸収が予測されるので，約30％増しのブロック骨幅とすべきである．

(e) 母床骨とブロック骨との間隙を粉砕骨にて填塞（図14, 17）

粉砕骨にて母床骨とブロック骨との間隙を舌側部も含めて完全に填塞する．水平的骨吸収が著明な場合は，ブロック骨にて veneer graft を併用する．

■ 母床骨とブロック骨との間隙を粉砕骨にて填塞

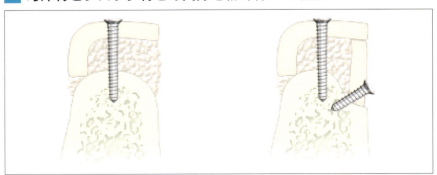

図17　粉砕骨にて母床骨とブロック骨との間隙を舌側部も含めて完全に填塞する（左）．水平的骨吸収が著明な場合は，ブロック骨にて veneer graft を併用する（右）．

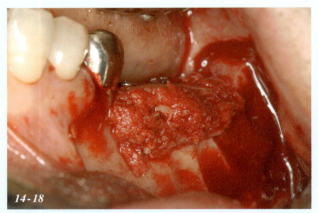
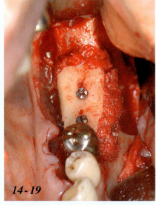

図14-18, 19　粉砕骨にて母床骨とブロック骨との間隙を完全に填塞する（図14-18）．当然，舌側からも粉砕骨を填塞し，軟組織の侵入を防ぐことが，予定通りの骨造成ができるためのポイントである（図14-19）．母床骨が垂直的骨吸収だけでなく，水平的骨吸収もあったので，ブロック骨にて veneer graft を併用している．ブロック骨に垂直にスクリューを固定できないので，スクリューヘッドが突出しないように，必要であれば，♯8ラウンドバーにてカウンターシンクをつける．

(f) 術後管理（図14）

治癒期間中の遊離端義歯装着は避け，骨造成部の完全な免荷とする．治癒期間は，ブロック骨全体と母床骨との接触が良好であれば4か月，そうでなければ6か月とする．

(g) インプラント埋入（図14）

下顎臼歯部のveneer graft症例では，インプラントの初期固定が得られる場合が大半で，骨移植と同時にインプラント埋入を行う．しかし，onlay graftの場合には，6か月の治癒期間のあとにインプラント埋入を行うのがよい．骨質が良好なので，インプラント埋入窩形成時のオーバーヒートに留意し，タップを用い，overcompressionを生じないようにストレートインプラントを用いるべきである．

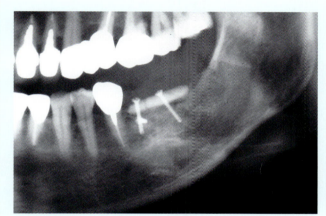

図14-20 垂直的骨欠損があった下顎左側大臼歯部は，ブロック骨にて理想的な高さの歯槽頂が再建されている．下歯槽神経を損傷しないように，下歯槽神経の走行部位と骨造成量を考慮して，ブロック骨固定用のマイクロスクリューの挿入部位と長さを術前に検討しておくことが重要である．また，ブロック骨が隣接歯に接触しないようにすることが感染を生じないためのポイントの1つである．

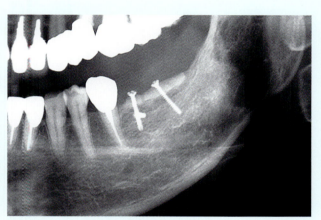

図14-21 onlay graft 6か月後のパノラマエックス線写真で，順調な移植骨のリモデリングが認められる．

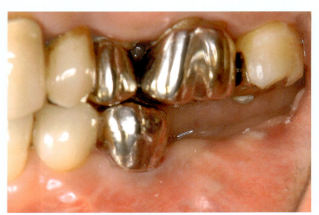

図14-22 歯槽堤も理想的な高さとなる．

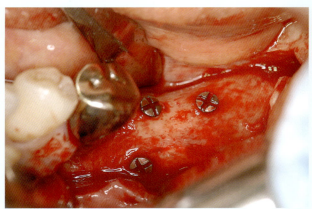

図14-23 インプラント埋入時にflapを剥離すると，移植骨と母床骨との境界はまったくわからず，良好な骨リモデリングであった．

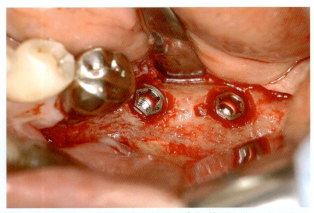

図14-24 ブロック骨の水平的骨吸収は約20%あるものの，垂直的骨吸収はまったくなかった．直径5 mmのBrånemark implantを2本埋入した．

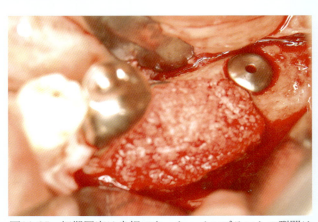

図14-25 初期固定は良好であった．インプラントの裂開はないものの，第一大臼歯にsuction-trapped boneにて水平的骨造成を行った．

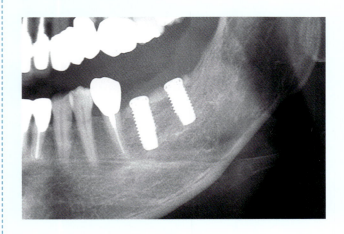

図14-26 同，エックス線写真．

(h) 最終補綴装置（図14）

ジルコニアアバットメントを連結し，プロセラ連結冠を合着した．移植骨の骨癒合およびリモデリングが認められ，母床骨と移植骨の識別が困難で，理想的な歯槽骨頂レベルとなった．

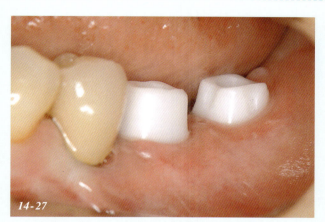
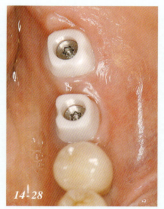
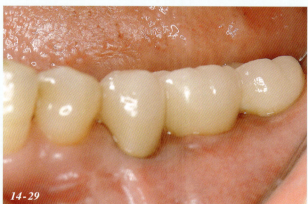
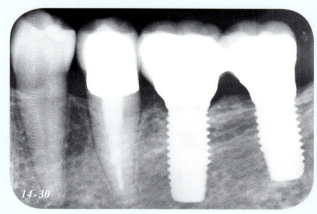
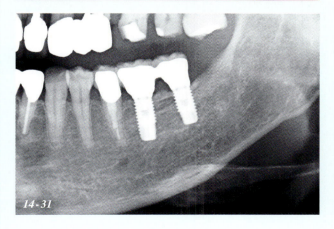

図14-27, 28　ジルコニアアバットメント連結後の状態．骨造成のみで，特別な軟組織の処置をしていないが，垂直的かつ水平的に良好な顎堤となった．
図14-29　ジルコニアアバットメントを連結し，プロセラ連結冠を合着した．
図14-30, 31　移植骨の骨癒合およびリモデリングが認められ，母床骨と移植骨の識別が困難で，理想的な歯槽骨頂レベルとなった．

垂直的骨造成量＞10mm

頬側および舌側皮質骨を ramus bone or/and chin bone にて再建し，両側皮質骨間の間隙を粉砕骨 or/and 海綿骨にて填塞する．その6か月後にインプラント埋入を行う（図18, 19）．

垂直的骨造成量が10mm以上

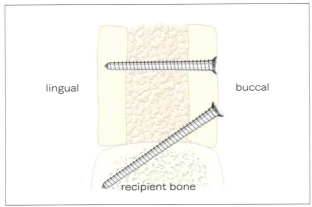

図18 頬側および舌側皮質骨を ramus bone or／and chin bone にて再建し，両側皮質骨間の間隙を粉砕骨 or／and 海綿骨にて填塞する．

自家骨移植による15mmの垂直的骨造成症例

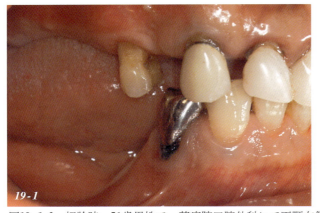
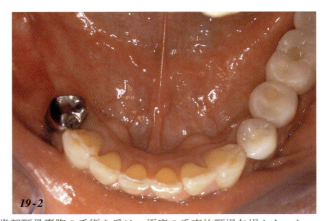

図19-1, 2 初診時．51歳男性で，某病院口腔外科にて下顎右側臼歯部顎骨囊胞の手術を受け，極度の垂直的顎堤欠損となった．

第4章 veneer graft と onlay graft

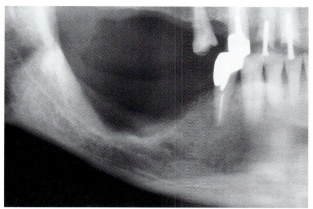

図19-3 初診時のパノラマエックス線写真．下顎右側臼歯部に下顎管に及ぶ15mmの垂直的骨吸収が認められる．

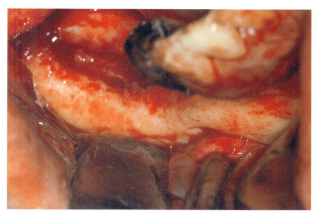

図19-4 欠損部には下歯槽神経・血管束が露出していた．

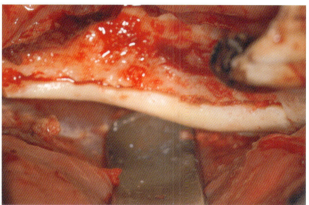

図19-5 下顎枝部より60×15mmのブロック骨採取のための骨切り線．

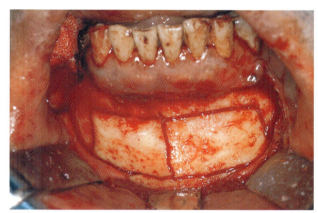

図19-6 オトガイ骨を最大に採取のための骨切り線．

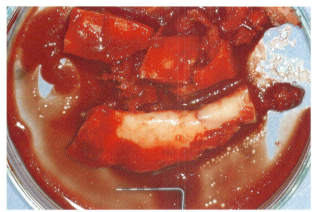

図19-7 採取したブロック骨とオトガイ部海綿骨．

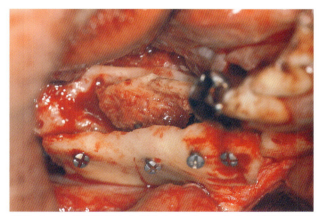

図19-8 まず下顎枝から採取したブロック骨を頬側皮質骨再建のためにマイクロスクリューで固定する．そしてオトガイ部から採取した2つのブロック骨を舌側皮質骨の再建のためにマイクロスクリューにて頬側ブロック骨と貫通固定する．

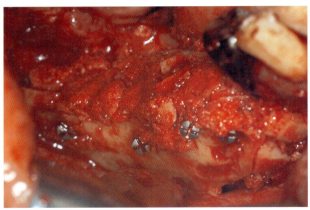

図19-9　両側皮質骨間の間隙を粉砕骨と海綿骨にて填塞.

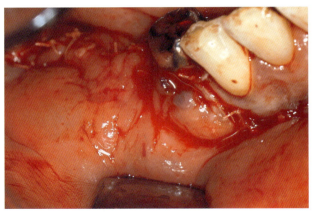

図19-10　頬舌側減張切開を十分に行い，縫合.

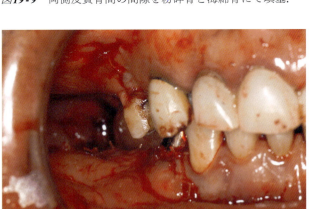

図19-11　骨移植直後の状態. 十分な垂直的顎堤造成ができた.

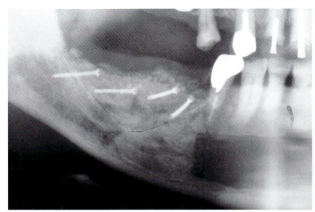

図19-12　骨移植後のパノラマエックス線写真. 第一大臼歯部にかなりの over-grafting となっている以外は良好な骨移植といえる.

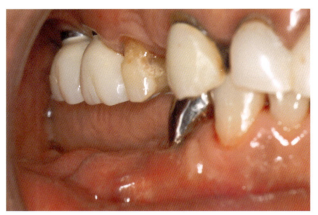

図19-13　骨移植6か月後の状態. 欠損部の顎堤は理想的な高さとなった.

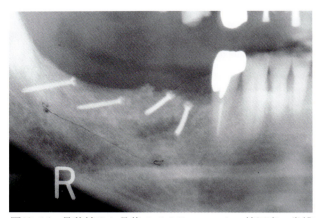

図19-14　骨移植6か月後のパノラマエックス線写真. 歯槽頂部の骨リモデリングを認めるも，術後の顎堤吸収はほとんどないようである.

第4章 veneer graft と onlay graft

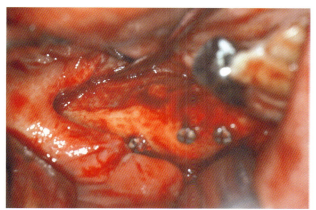

図19-15 インプラント埋入直前の状態．固定用マイクロスクリューのヘッドの位置が移植直後の変化がないことから，移植骨の吸収はほとんどない．

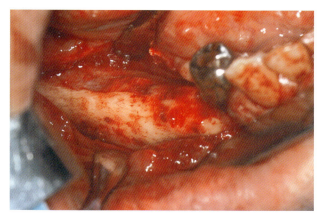

図19-16 マイクロスクリュー撤去後．高さ・幅が理想的な顎骨となった．

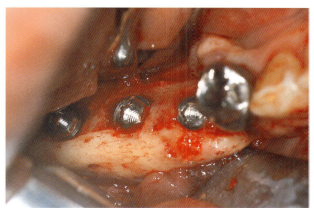

図19-17 インプラント埋入後．5̲|は regular platform，7̲6̲|は wide platform のインプラントを理想的な位置に埋入．

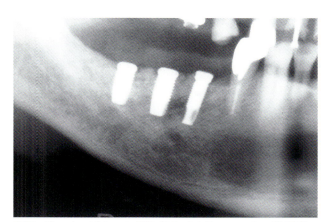

図19-18 インプラント埋入後のパノラマエックス線写真．インプラントは骨移植部位のみに埋入されている．

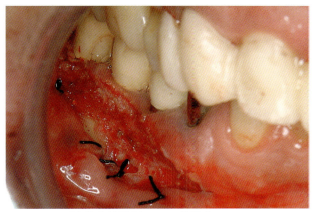

図19-19 口腔前庭拡張術として分層弁による apically repositioning を行った．

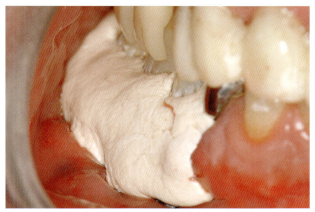

図19-20 創面保護のために歯周パックを3週間行った．

153

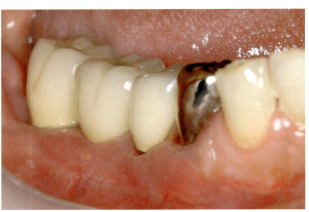

図19-21 最終補綴装置装着後の状態（骨移植後1年11か月目）．最終補綴装置と天然歯との歯頸部ラインは揃っており，清掃性が良好であった．

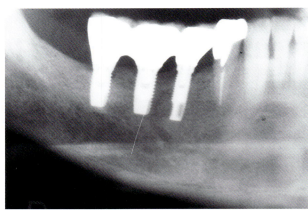

図19-22 最終補綴装置装着後のパノラマエックス線写真．骨移植後1年11か月経過するも，骨吸収はほとんど認められない．

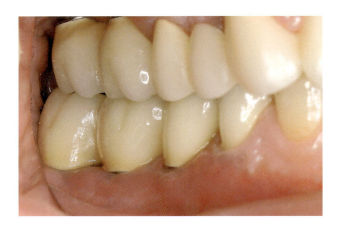

図19-23 最終補綴装置装着3年後の状態（骨移植後4年11か月）．最終補綴装置装着直後の状態とほとんど変化していない．

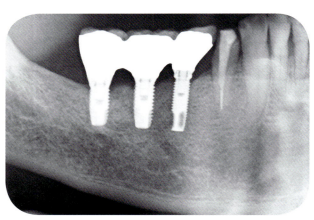

図19-24 最終補綴装置装着3年後のデンタルエックス線写真．骨リモデリングは完了し，母床骨との識別はできなくなった．辺縁骨レベルも安定している．

おわりに

　筆者は大学口腔外科に19年間在籍し，自家骨移植による口腔顎顔面再建，顎変形症の顎矯正手術，唇顎口蓋裂治療などに携わり，口腔顎顔面のリハビリテーションにはインプラント治療が欠かせないものとの認識をもった．

　1999年に口腔外科での経験を活かし，骨造成を主体とした質の高いインプラント治療をめざして，開業医となった．

　その後，インプラント外科などの講演活動を行うなかで，外科基本手技や骨造成の基本をご存知でない先生が非常に多いことに気づき，また，そのような先生からどの本を読めばよいのかと聞かれたときに，外科基本手技や骨造成の基本に関して詳細に解説した書籍がほとんどないこともわかった．筆者自身は多くの手術を経験し，試行錯誤にて習得したものが多く，それらの知識と経験をこの本で解説させていただくことになった．

　手術の習得はスポーツのそれに例えるとわかりやすく，正しい知識・イメージトレーニング・練習が不可欠であり，正しい知識なしでは上達しない．

　手術において術式の各ステップがすべて100％でなければ，成功に繋がる完璧なオペとはいえない．たとえば，各ステップが90％であったとしても，切開・剥離・減張切開・骨移植・縫合と5つのステップがあると成功の確率は$0.9^5 = 0.59049$，つまり59％となる．ましてや1つのステップでも0％に近ければ，成功の確率は0％に近く，必然的に失敗となる．つまり，外科手技は足し算ではなく，掛け算である．したがって，基本手技を熟知・習得することはアドバンステクニックの習得の鍵であり，近道である．

　本著が先生方のお役に立てば光栄に思う．

2024年8月　　　堀内克啓

参考文献

1．堀内克啓. Advanced Technique for Severe Case：骨造成を失敗しないための外科のポイントを学ぶ. ①自家骨移植による veneer graft のポイント. the Quintessence. 2008；27（8）：163 - 73.

2．Sclar AG. Surgical techniques for management of peri-implant soft tissues. In：Soft tissue and esthetic considerations in implant therapy. Chicago：Quintessence Publishing Co, 2003：43 - 74.

3．Mayfield L, Nobrés N, Attström R, Linde A. Guided bone regeneration in dental implant treatment using a bioabsorbable membrane. Clin Oral Imp Res. 1997 Feb；8（1）：10 - 7.

4．船登彰芳，石川知弘. 審美領域における抜歯即時埋入の適応症と分類. In：4 - D コンセプトインプラントセラピー. 審美治療のためのティッシュマネジメントのテクニックとタイミング. 東京：クインテッセンス出版，2008：36 - 63.

5．Becker W, Goldstein M, Becker BE, Sennerby L. Minimally invasive flapless implant surgery：a prospective multicenter study. Clin Implant Dent Relat Res. 2005；7 Suppl 1：S21 - 7.

6．Berglundh T, Lindhe J. Dimension of the periimplant mucosa. Biological width revised. J Clin Periodontol. 1996 Oct；23（10）：971 - 3.

7．Davarpanah M, Martinez H, Tecucianu JF. Apical-coronal implant position：recent surgical proposals. Technical note. Int J Oral Maxillofac Implants. 2000 Nov-Dec；15（6）：865 - 72.

8．Puchades-Roman L, Palmer RM, Palmer PJ, Howe LC, Ide M, Wilson RF. A clinical, radiographic, and microbiologic comparison of Astra Tech and Brånemark single tooth implants. Clin Implant Dent Relat Res. 2000；2（2）：78 - 84.

9．Lazzara RJ, Porter SS. Platform switching：a new concept in implant dentistry for controlling postrestorative crestal bone levels. Int J Periodontics Restorative Dent. 2006 Feb；26（1）：9 - 17.

10．Garber DA, Belser UC. Restoration-driven implant placement with restoration-generated site development. Compend Contin Educ Dent. 1995 Aug；16（8）：796, 798 - 802, 804.

11．Horiuchi K, Uchida H, Yamamoto K, Hatano N. Anterioinferior distraction of the atrophic subtotal maxillary alveolus for implant placement. Int J Oral Maxillofac Implants. 2002 May-Jun；17（3）：416 - 23.

12．堀内克啓. インプラント治療のための三次元的歯槽骨延長術（1）. the Quintessence. 2002；21（3）：81 - 91.

13．堀内克啓. インプラント治療のための三次元的歯槽骨延長術（2）. the Quintessence. 2002；21（4）：87 - 94.

14．堀内克啓. 特集：Distraction Osteogenesis（仮骨延長術）の現在点―そのエビデンスと臨床応用の要を探る―Part 2. ケースレポート インプラント治療における歯槽堤増生術のガイドライン―骨移植と歯槽骨延長術の選択基準―. Quintessence DENTAL Implantology. 2004；11（2）：22 - 31.

15．堀内克啓. 歯槽堤造成術を応用したインプラント治療. 歯界展望. 2005；105（6）：1118 - 24.

16．堀内克啓. インプラント治療における歯槽堤造成術のガイドライン. In：Quintessence DENTAL Implantology 別冊／インプラントのための再生療法. 東京；クインテッセンス出版，2007：88 - 100.

17．堀内克啓. Advanced Technique for Severe Case：骨造成を失敗しないための外科のポイントを学ぶ. ②自家骨移植による onlay graft のポイント. the Quintessence. 2008；27（9）：181 - 90.

18．Saadoun AP, LeGall M, Touati B. Selection and ideal tridimensional implant position for soft tissue aesthetics. Pract Periodontics Aesthet Dent. 1999 Nov-Dec；11（9）：1063 - 72；quiz 1074.

19．Grunder U, Gracis S, Capelli M. Influence of the 3 - D bone-to-implant relationship on esthetics. Int J Periodontics Restorative Dent. 2005 Apr；25（2）：113 - 9.

20．Esposito M, Ekestubbe A, Gröndahl K. Radiological evaluation of marginal bone loss at tooth surfaces facing single Brånemark implants Clin Oral Implants Res. 1993 Sep；4（3）：151 - 7.

21．Tarnow DP, Cho SC, Wallace SS. The effect of inter-implant distance on the height of inter-implant bone crest. J Periodontol. 2000 Apr；71（4）：546 - 9.

22．Tarnow D, Elian N, Fletcher P, Froum S, Magner A, Cho SC, Salama M, Salama H, Garber DA. Vertical distance from the crest of bone to the height of the interproximal papilla between adjacent implants. J Periodontol. 2003 Dec；74（12）：1785 - 8.

23．Scarano A, Assenza B, Piattelli M, Thams U, San Roman F, Favero GA, Piattelli A. Interimplant distance and crestal bone resorption：a histologic study in the canine mandible. Clin Implant Dent Relat Res. 2004；6（3）：150 - 6.

24．堀内克啓. THE VERIFICATION. 検証の時代はじまる：無歯顎患者における即時荷重を検証する. 200症例からの即時荷重への警鐘. the Quintessence. 2008；27（3）：67 - 84.

25．Bashutski JD, D'Silva NJ, Wang HL. Implant compression necrosis：current understanding and case report. J Periodontol. 2009 Apr；80（4）：700 - 4.

26．Olsson M, Urde G, Andersen JB, Sennerby L. Early loading of maxillary fixed cross-arch dental prostheses supported by six or eight oxidized titanium implants：results after 1 year of loading, case series. Clin Implant Dent Relat Res. 2003；5 Suppl 1：81 - 7.

27．Komarnyckyj OG, London RM. Osteotome single-stage dental implant placement with and without sinus elevation：a clinical report. Int J Oral Maxillofac Implants. 1998 Nov-Dec；13（6）：799 - 804.

28．Friberg B. Surgical approach and implant selection（Brånemark System_）in bone of various densities. Applied Osseointegration Research. 2002；3：9 - 16.

29．van Steenberghe D, Glauser R, Blombäck U, Andersson M, Schutyser F, Pettersson A, Wendelhag I. A computed tomographic scan-derived customized surgical template and fixed prosthesis for flapless surgery and immediate loading of implants in fully edentulous maxillae：a prospective multicenter study. Clin Implant Dent Relat Res 2005；7 Suppl 1：S111 - 20.

30．堀内克啓. 即時荷重・骨造成の注意点. In：補綴臨床別冊／インプラントポジショニング―ねらいどおりの補綴治療のために―. 東京：医歯薬出版，2009：107 - 14.

31．Lekholm U, Zarb G. Patient selection and preparation. In：Brånemark P-I, Zarb G Albrektsson T 8eds. Tissue-Intsgrated Prostheses：Osseointegration in clinical dentistry. Chicago：Quintessence, 1985：199 - 209.

32．Palacci P, Ericsson I, Engstrand P, Rangert B. Oprimal implant positioning & soft tissue management for the Brånemark system. Chicago：Quintessence, 1995：59 - 70.

33. Misch CM, Misch CE, Resnik RR, Ismail YH. Reconstruction of maxillary alveolar defects with mandibular symphysis grafts for dental implants：a preliminary procedural report. Int J Oral Maxillofac Implants. 1992 Fall；7（3）：360 - 6.

34. Misch CE, Dietsh F. Bone-grafting materials in implant dentistry. Implant Dent. 1993 Fall；2（3）：158-67.

35. Friberg B. Bone augmentation at single-tooth implants using mandibular grafts：A one-stage surgical procedure. Int J Periodont Rest Dent. 1995 Oct；15(5)：437 - 45.

36. Simion M, Jovanovic SA, Tinti C, Benfenati SP. Long-term evaluation of osseointegrated implants inserted at the time or after vertical ridge augmentation. A retrospective study on 123 implants with 1-5 year follow-up. Clin Oral Implants Res. 2001 Feb；12（1）：35 - 45.

37. Verardi S, Simion M, Management of the exposure of e-PTFE membranes in guided bone regeneration. Pract Proced Aesthet Dent. 2007 Mar；19（2）：111-7.

38. Rocchietta I. Fontana F, Simion M. Clinical outcomes of vertical bone augmentation to enable dental implant placement：a systematic review. J Clin Periodontol. 2008 Sep；35(8 Suppl)：203 - 15.

39. 船登彰芳，石川知弘．4 - D コンセプトにおける歯槽堤増大．In：4 - D コンセプトインプラントセラピー．審美治療のためのティッシュマネジメントのテクニックとタイミング．東京：クインテッセンス出版，2008：84 - 117.

40. Chin M, Toth B. Distraction osteogenesis in maxillofacial surgery using internal devices：review of five cases. J Oral Maxillofac Surg. 1996 Jan；54（1）：45 - 53.

41. Chiapasco M, Zaniboni M, Rimondini L. Autogenous onlay bone grafts vs. alveolar distraction osteogenesis for the correction of vertically deficient edentulous ridges：a 2-4-year prospective study on humans. Clin Oral Implants Res. 2007 Aug；18（4）：432 - 40.

42. 堀内克啓，服部明伸，桐田忠昭，中橋一裕，吉田精司，堀内敬介，矢島弘嗣，杉村正仁．血管柄付肩甲骨皮弁による下顎即時再建術の1症例．日本口腔外科学会雑誌．1990；36（2）：298 - 306.

43. 堀内克啓，俵本眞光，桐田忠昭，上林豊彦，稲田育久，杉村正仁．骨移植による下顎骨再建に関する臨床統計的研究．日本口腔科学会雑誌．1995；44（3）：459 - 66.

44. Horiuchi K, Hattori A, Inada I, Kamibayashi T, Sugimura M, Yajima H, Tamai S. Mandibular reconstruction using the double barrel fibular graft. Microsurgery. 1995；16（7）：450 - 4.

45. Horiuchi K, Yajima H. Mandibular reconstruction. In：Experimental and clinical reconstructive microsurgery. Tamai S(edt). Tokyo：Springer-Verlag, 2003：502 - 9.

46. Dahlin C, Simion M, Nanmark U, Sennerby L. Histological morphology of the e-PTFE/tissue interface in humans subjected to guided bone regeneration in conjunction with oral implant treatment. Clin Oral Implants Res. 1998 Apr；9（2）：100 - 6.

47. Sailer HF. A new method of inserting endosseous implants in totally atrophic maxillae. J Craniomaxillofac Surg. 1989 Oct；17（7）：299 - 305.

48. Misch CE, Dietsh F. Autogenous bone grafts for endosteal implants--indications and failures. Int J Oral Implantol. 1991；8（1）：13 - 20.

49. Orsini G, Bianchi AE, Vinci R, Piattelli A. Histologic evaluation of autogenous calvarial bone in maxillary onlay bone grafts：a report of 2 cases. Int J Oral Maxillofac Implants. 2003 Jul-Aug；18（4）：594 - 8.

50. Marchena JM, Block MS, Stover JD. Tibial bone harvesting under intravenous sedation：Morbidity and patient experiences. J Oral Maxillofac Surg. 2002 Oct；60(10)：1151 - 4.

51. Tolstunov L. Maxillary tuberosity block bone graft：innovative technique and case report. J Oral Maxillofac Surg. 2009 Aug；67(8)：1723 - 9.

52. McCarthy C, Patel RR, Wragg PF, Brook IM. Dental implants and onlay bone grafts in the anterior maxilla : analysis of clinical outcome. Int J Oral Maxillofac Implants. 2003 Mar-Apr；18（2）：238 - 41.

53. Sbordone L, Toti P, Menchini-Fabris G, Sbordone C, Guidetti F. Implant survival in maxillary and mandibular osseous onlay grafts and native bone : a 3-year clinical and computerized tomographic follow-up. Int J Oral Maxillofac Implants. 2009 Jul-Aug；24（4）：695 - 703.

54. Uchida T, Yoshida T, Kashiwagi K, Lee S, Kobayashi W, Takahashi K, Murai M, Sato S, Ito K. Clinical, radiographic, and histologic evaluation of localized ridge augmentation using a mandibular bone block. Int J Periodontics Restorative Dent. 2008 Apr；28（2）：181 - 7.

55. Moghadam HG. Vertical and horizontal bone augmentation with the intraoral autogenous J-graft. Implant Dent. 2009 Jun；18（3）：230 - 8.

56. Bianchi A, Felice P, Lizio G, Marchetti C. Alveolar distraction osteogenesis versus inlay bone grafting in posterior mandibular atrophy : a prospective study. Oral Surg Oral Med Oral Pathol Oral Radiol Endod. 2008 Mar；105（3）：282 - 92.

索引

あ
up-and-down technique 26
アドヒージョンタイプ 76

い
インプラント埋入窩 19, 23, 26

え
epi-to-epi 31, 74
epithelium 31, 74
エルゴジュール 76

お
オステオトーム 23
オッセオインテグレーション 23
オトガイ孔 57, 82, 86, 95, 96, 142
オトガイ部 82, 96, 99, 121, 134
over-grafting 122, 128, 136, 152
overcompression 23, 26, 147
onlay graft 57, 120, 122, 138, 141

か
カウンターシンク 145, 146
下顎骨 82
顎舌骨筋 142
カバースクリュー 34, 103
カンチレバー 78

き
臼後三角 85, 142

け
脛骨 82
減張切開 38, 49, 50, 57, 111, 124,
128, 142, 152

こ
抗菌薬 43
骨切り 87, 89, 96, 97, 144
骨ノミ 89, 90, 97
骨幅径 144

さ
suction-trapped bone 71, 84, 105, 148
サージカルステント 104
サージセル 92, 98
saddle graft 78, 93, 122, 138
暫間補綴装置 76, 94, 107, 124, 132, 137
sandwich veneer graft 115

し
J-graft 88, 93, 122, 124, 138, 144
自家骨移植 38, 40, 141
歯間乳頭再建法 35
歯槽骨延長術 82, 120
歯槽頂幅径 144
歯肉溝切開 8, 11, 36
GBR 38, 50, 120
上顎骨 82

す
水平切開 8, 13, 14, 15, 31, 35, 36, 48
水平的骨造成 77, 84, 102, 120
水平マットレス縫合 31
垂直的骨造成 44, 122, 134, 138, 141
垂直マットレス縫合 31
sawing motion 8
頭蓋骨 82

索引

swallow-tail retractor ························ 86

せ

生物学的幅径（biological width） ··············· 19

た

de-epithelialization ························ 74

縦切開 ······················ 11, 31, 48, 57

単純縫合 ···························· 31, 36

ち

腸骨 ································· 82

て

ティッシュパンチ ·················· 15, 34, 35

tension-free suturing ···················· 49

テンポラリーブリッジ ···················· 76

と

トレフィンバー ············· 90, 92, 94, 144

ね

粘膜骨膜弁 ········· 17, 32, 35, 49, 57, 127

の

NobelGuide System® ···················· 26

non-vascularized bone graft（あるいはfree bone graft：
遊離骨移植）······························ 38

は

half punch-out ·················· 15, 35

perforator ············ 63, 66, 70, 139, 145

back-cut ························ 50, 57

vascularized bone graft（血管柄付骨移植）····· 38

bicortical anchorage ···················· 23

punch-out ·················· 15, 29, 34, 35

ひ

ヒーリングアバットメント ········ 34, 69, 80,
106, 111, 130, 132

ふ

フィッシャーバー ················· 87, 91

black triangle ··············· 20, 107, 124

flap surgery ··················· 8, 26, 29

flapless surgery ··················· 15, 28

Free Gingival Margin（FGM） ··············· 19

へ

veneer graft ········· 38, 102, 112, 115, 122,
138, 142, 146, 147

ほ

ボーンコレクター ···················· 66, 73

ボーンミル ··············· 34, 73, 90, 144

ポンティック部 ························ 76

み

minor bone graft ······················ 130

ゆ

有茎口蓋弁 ·················· 105, 122, 131

遊離粘膜移植 ·························· 122

U-shaped peninsula flap ·················· 11

ら

ラウンドバー ················ 66, 87, 146

り

remote flap ······················ 11, 48

リモデリング ················· 117, 149, 152

る

ルートプレーニング ················ 63, 135

ろ

raw surface ························ 31, 74

raw-to-epi ························· 31, 74

raw-to-raw ························· 31, 74

わ

one-staged technique ················ 14

著者紹介

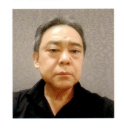

堀内　克啓（ほりうち・かつひろ）

1956年11月12日生まれ	
1981年3月	大阪大学歯学部卒業
1981年4月	奈良県立医科大学口腔外科研修医
1984年7月	奈良県立医科大学口腔外科助手
1992年3月	奈良県立医科大学口腔外科講師
1992年10月	奈良県立医科大学口腔外科助教授
1999年3月	奈良県立医科大学口腔外科助教授　退職
1999年4月	中谷歯科医院副院長
2003年7月	Scientific Advisor & Clinical Consultant, Nobel Biocare Japan
2005年4月	大阪大学歯学部臨床教授
2007年4月	長崎大学大学院顎口腔再生外科学講座非常勤講師
2009年1月	中谷歯科医院院長　現在に至る
2012年5月	岩手医科大学歯学部補綴・インプラント学講座非常勤講師
2014年4月	Japan Association of Clinical Implant Dentistry（JACID，日本口腔インプラント学会）の指定研修施設　施設長
2014年8月	Advanced Implant Institute of Japan（AII）主宰
2014年9月	南カリフォルニア大学歯学部客員教授

加入学会等
　日本口腔外科学会(指導医・専門医)
　日本口腔インプラント学会(指導医・専門医)
　日本顎顔面インプラント学会(指導医・専門医)
　日本歯科麻酔学会(認定医)
　日本顎変形症学会
　Academy of Osseointegration（Active member）
　European Association for Osseointegration
　International Association of Oral and Maxillofacial Surgeons

QUINTESSENCE PUBLISHING 日本

改訂版　インプラント外科
動画で理解！　基本手技と自家骨移植のポイント

2010年3月10日　第1版第1刷発行
2024年10月10日　第2版第1刷発行

著　者　堀内克啓

発行人　北峯康充

発行所　クインテッセンス出版株式会社
　　　　東京都文京区本郷3丁目2番6号　〒113-0033
　　　　クイントハウスビル　電話(03)5842-2270(代表)
　　　　　　　　　　　　　　　(03)5842-2272(営業部)
　　　　　　　　　　　　　　　(03)5842-2279(編集部)
　　　　web page address　https://www.quint-j.co.jp

印刷・製本　サン美術印刷株式会社

Printed in Japan
ISBN978-4-7812-1032-2　C3047

禁無断転載・複写
落丁本・乱丁本はお取り替えします
定価はカバーに表示してあります